VADE-MECUM

D'OBSTÉTRIQUE ET GYNÉCOLOGIE

DES

MÉDECINS-PRATICIENS

DU MÊME AUTEUR

Nouvelle opération du pouce bifide, brochure in-8, 1896.

Cancers de l'utérus, brochure in-8, 1896.

Libération latérale et inférieure du méat urinaire dans le traitement de l'incontinence essentielle d'urine chez la femme (opération nouvelle), brochure in-8, 1897.

La dysménorrhée, brochure in-8, 1898.

Néphropexie sans sutures par enclavement cicatriciel du rein (opération nouvelle), in-8, 1899.

Le froid est-il dans les maladies aiguës une cause pathogène aussi importante que les anciens médecins le croyaient ou aussi nulle que certains modernes le pensent, brochure in-8, 120 pages, 1899.

Vade-mecum de thérapeutique chirurgicale des médecins-praticiens, vol. in-8, 328 pages, 1900.

Splénopexie sans sutures par enclavement cicatriciel extra-péritonéal de la rate (opération nouvelle), brochure in-8, 1900.

Deux observations d'appendicite, brochure in-8, 1901.

Amblyopie intense occasionnée par un cas d'astigmatisme mixte double très fort et guérie par l'emploi de verres bi-cylindriques, brochure in-8, 1901.

SOUS PRESSE :

Vade-mecum des affections médico-chirurgicales de l'estomac et de l'intestin.

Hygiène de l'enfance.

Édition anglaise du **Vade-mecum d'obstétrique et gynécologie.** (pour paraître en décembre).

Will be ready in December : **the practitioner's handbook of Obstetrics and Gynæcology** (English translation of Fischer's Vade-mecum).

Tous les ouvrages de M. le D Fischer paraîtront en anglais sous peu.

VADE-MECUM

D'OBSTÉTRIQUE & GYNÉCOLOGIE

DES

MÉDECINS-PRATICIENS

PAR

le Docteur HENRI FISCHER

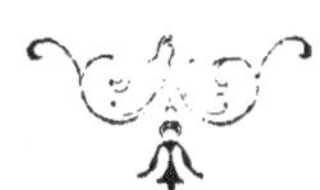

PARIS

L. BOYER, ÉDITEUR

15, RUE RACINE, 15

—

1902

OBSTÉTRIQUE ET GYNÉCOLOGIE

INTRODUCTION

Nous n'avons pas l'intention ici de présenter au lecteur un Traité d'obstétrique et de gynécologie, car nous avons systématiquement éliminé tout ce qui n'a pas uniquement trait aux interventions courantes et à leurs diverses indications.

Ce qui manque au praticien, ce ne sont point les connaissances pathologiques qu'il a toujours su acquérir soit à l'Ecole, soit dans la pratique quotidienne ; ce qui lui manque le plus souvent, ce sont des règles opératoires assez précises pour supprimer toute hésitation, assez souples pour s'adapter à la diversité des problèmes que pose la pratique.

Ouvrez un traité de gynécologie, à l'article « Fibrome » par exemple, vous y trouverez, après une étude plus ou moins complète de tous les éléments du cadre nosologique, un exposé de 20 méthodes de traitement différentes, dont 16 ou 18 sont absolument inutiles, soit parce qu'elles n'ont plus qu'un in-

térêt historique, soit parce qu'elles ne sont que des procédés d'exception ou que leurs indications particulières ont été insuffisamment tracées.

En somme il y a là de quoi faire une excellente conférence sur une question donnée, mais il y manque ce que précisément cherche le praticien, savoir : dans un cas particulier, la conduite à tenir la plus simple et la plus sûre.

Or nous avons essayé de répondre à ce desideratum en mettant dans les mains du gynécologue et de l'accoucheur, non seulement la moëlle même des grands traités, mais encore toutes les petites conquêtes pratiques qu'une expérience déjà longue de la gynécologie nous a permis de faire sur les difficultés quotidiennes.

On nous demandera peut-être pourquoi nous avons réuni dans un seul traité de médecine opératoire l'Obstétrique et la Gynécologie. Nous répondrons que notre étonnement est bien au contraire de voir trop souvent séparées ces deux sciences, et que nous protestons de toutes nos forces contre une dualité qui nuit au prestige de l'accoucheur et du gynécologue, et supprime, au grand détriment des malades, une continuité indispensable à tout bon traitement. Il faut en finir avec la situation ridicule d'un gynécologue aseptique et instruit qui se dérobe devant une fausse-couche ou d'un accoucheur habile qui, après avoir sauvé une femme d'une infection puerpérale, se récuse devant une complication banale : la salpingite suppurée. Au cours de la vie génitale de la femme, les complications de la parturition se mêlent d'une façon inextricable avec la pathologie proprement dite ; c'est pourquoi nous n'aurions *même pas maintenu la division indiquée par notre titre, si l'usage et les commodités du lecteur n'avaient plaidé en faveur de cette concession.*

Un dernier mot avant de finir : en Gynécologie n'opérez qu'après certitude absolue de la vacuité de l'utérus et après avoir de visu constaté vous-même les règles : bien entendu, à moins d'indications d'une opération d'urgence dont dépend la vie de votre malade. N'introduisez d'hystéromètre également qu'en parfaite connaissance de cause. Lorsque vous aurez à intervenir chirurgicalement, pesez mûrement les indications et évitez à tout prix de faire subir à votre malade une opération qui quelquefois pourrait être pour elle plus grave que l'affection contre laquelle elle est dirigée.

Paris, le 1er août 1901.

Docteur Henri Fischer,

5, Avenue Matignon.

OBSTÉTRIQUE

OBSTÉTRIQUE

Nous étudierons successivement :

1. Les instruments indispensables en obstétrique.

2. Le matériel que l'on doit préparer dans tout accouchement, qu'il y ait ou non à prévoir une intervention.

3. La médecine opératoire proprement dite, que l'on doit toujours avoir présente à l'esprit, et que nous exposerons indépendamment de ses indications.

4. Les diverses indications opératoires que l'on rencontre en obstétrique, et que nous rangerons sous deux chefs :

        a) Indications de cause maternelle.

        b) Indications de cause fœtale.

I

Les instruments

Nous entendons ici le terme « instruments » dans son sens le plus général, savoir : tout ce qui sert à l'accoucheur. Or, des instruments ainsi définis, les uns sont entre les mains de tous les praticiens et il suffit de les mentionner (stéthoscope obstétrical, mètre ruban, seringue de Pravaz, etc...), les autres sont spéciaux aux manœuvres de l'accoucheur ou, du moins, méritent d'être choisis avec quelques soins particuliers, à cause du but que l'on se propose.

Voici l'énumération des plus indispensables de ces instruments :

a) **Une boîte métallique.** — Elle servira à emporter les instruments et à les faire bouillir. La stérilisation doit en effet être faite dans le récipient même où l'on prend les instruments au moment de s'en servir. Toute poissonnière, tout stérilisateur à glycérine ou à air chaud, fait partie des bagages inutiles. L'industrie livre aujourd'hui à très bon marché des boîtes en cuivre nickelé qui vont au feu, permettent l'ébullition et s'emportent une fois refroidies. Une lampe à alcool, un fourneau à gaz, un bec Bunsen, en un mot toute source de chaleur énergique et peu salissante peut-être mise au-dessous.

Les dimensions de la boîte doivent être calculées de manière à permettre l'introduction des plus grands instruments obstétricaux.

L'expérience montre que les meilleurs dimensions sont : pour la base, (la boîte est rectangulaire) : 48 centimètres sur 22 centimètres, pour la hauteur : 12 centimètres.

Une boîte de cette dimension peut contenir non seulement le forceps de Tarnier et son tracteur, mais même le basiotribe du même auteur.

Le couvercle, haut de bords et s'emboîtant exactement, pourra servir de plateau à l'occasion.

Dans la pratique agissez de la manière suivante :

Si vous avez du temps devant vous, disposez dans le fond de votre boîte les instruments qui doivent vous servir. Recouvrez avec des tampons d'ouate hydrophile et quelques compresses de tarlatane sans apprêt. Versez de l'eau de manière à faire baigner le tout. Jetez une poignée de borate ou de carbonate de soude (le produit connu dans le commerce sous le nom de « cristaux » peut suffire). Coiffez avec le couvercle et portez sur le gaz. L'interstice entre le couvercle et la boîte servira pour l'échappement de la vapeur. Trois quarts d'heure d'ébullition suffiront pour avoir ainsi d'un seul coup des instruments propres, des tampons et de la gaze stériles, enfin deux plateaux. Il vous reste, en faisant bailler le couvercle, à verser le trop plein d'eau, et à remettre votre boîte dans sa gaîne après l'avoir essuyée extérieurement. Si au contraire vous êtes pressé, chargez votre boîte comme plus haut, y compris le borate et le carbonate de soude, mais sans eau, et emportez le tout auprès de la parturiente ; là seulement, après avoir versé l'eau, vous pratiquerez l'ébullition.

b) **Instruments de chirurgie courante.** — Tout accoucheur peut avoir à faire extemporanément une opération rentrant dans la médecine opératoire proprement dite. De là la nécessité de posséder les instruments les plus usuels en chirurgie :

— Bistouri.

— Pince à disséquer.

— Pince à griffes.

— Pinces à forcipressure (de préférence du modèle Spencer Wells).

— Pinces de Kocher.

— Ecarteurs (de préférence les écarteurs en fil de fer de Terrier).

— Sonde cannelée.

— Aiguille à suture (une aiguille de Doyen à très grande courbure suffit pour tout, même pour les périnées).

— Pince à pansement vaginal.

— Un ou deux clamps (courbes de préférence).

— Bougies de Hegar (modèle métallique).

Bien entendu, cet attirail est dans son ensemble complètement inutile pour l'immense majorité des cas qui se présentent en obstétrique. Mais le praticien doit toujours se rappeler qu'il lui faut, d'une façon constante, avoir dans sa boîte à instruments l'outillage nécessaire pour une suture périnéale, et qu'il est également indispensable de posséder chez soi tout ce qui sert dans une opération césarienne.

Il en est de ces instruments de pratique chirurgicale comme du basiotribe ; on peut faire de longues années de pratique chirurgicale sans les employer, mais s'ils manquent un jour, on n'est plus, pour les assistants, pour la sage-femme et pour les confrères, qu'un accoucheur de fortune, un pis aller qui fait mal et ne sert qu'à endosser les responsabilités.

c) **Spéculum**. — Cet instrument appartient à la chirurgie courante au même titre que les bougies de Hegar. Nous en faisons cependant une mention spéciale, car si l'on peut dire que tous les spéculums sont bons pour l'examen gynécologique, cela est moins vrai au point de vue obstétrical. L'accoucheur est en effet souvent seul à être sûr de l'asepsie de ses mains ; il ne peut donc, dans des manœuvres telles que les injections intra-utérines et curettages, faire tenir des valves par des aides. D'où la nécessité d'un spéculum qui donne beaucoup de jour et tienne spontanément en place. Le modèle à articulation de Collin-Trélat répond d'une façon parfaite à ce double desideratum.

d) **Sonde dilatatrice de Doléris.** — Pour les injections intra-utérines, cette sonde est parfaite. Il est bien entendu qu'elle ne peut servir comme dilatateur, car ses deux branches sont trop minces, trop souples, et dangereusement longues. L'écartement facultatif de cette sonde doit être uniquement employé à maintenir béant un orifice cervical mou et très déformable.

On a reproché à cet instrument de donner un jet trop peu puissant. C'est possible avec une sonde mal entretenue et une faible pression du bock-laveur, mais, avec des orifices libres, un bock accroché haut et un peu d'habileté manuelle, ce reproche n'est plus justifié.

e) **Forceps.** — Le forceps de Tarnier représente l'idéal : un Levret peut cependant suffire. Le tracteur est utile au débutant, il donne une sécurité de plus à l'homme expérimenté ; mais tout homme prudent, qui se représente mentalement la direction de la filière génitale, pourra sans tracteur faire une extraction parfaite. Deux mains synergiques et un peu de sang froid valent mieux là que toutes les complications instrumentales du monde.

Toutefois, si vous créez ou renouvelez un matériel, ayez le forceps Tarnier. La boîte métallique que nous vous avons conseillée est d'ailleurs calculée pour lui.

f) **Basiotribe.** — Ici se pose une question préalable : l'instrument est-il utile ? On doit répondre oui ; c'est d'ailleurs ce que nous verrons au chapitre du manuel opératoire et des indications. Reste à savoir si tout accoucheur doit le posséder. Notre réponse sera encore : oui, à moins toutefois qu'il n'y ait à proximité un établissement où il soit possible de se le procurer dans les rares cas où son usage est indispensable.

Il est inutile de remuer ici des souvenirs trop récents et de montrer combien est dangereux à tous les points de vue un broiement céphalique fait avec des instruments de fortune.

g) **Ciseaux de Dubois.** — Les ciseaux de Dubois permettent de mener à bien la presque totalité des embryotomies cervicales. Nous disons « la presque totalité », car dans les dorso-antérieures avec gros enfant, la manœuvre est rendue difficile par suite de la position en extension forcée que doit prendre la main pour atteindre le cou projeté en avant. Il est utile de prendre un modèle où les branches sont croisées, ce qui permet un écartement suffisant des lames tranchantes, alors que les deux manches de l'instrument sont juxtaposés dans le vagin. Les lames doivent être autant que possible courbes sur le plat.

h) **Sonde gouttière**. — Si l'on est symphyséotomiste, il faut en avoir l'outillage. Il est peu commode d'employer « un manche de cuiller tordu et purifié au feu ». Il vaut mieux posséder la sonde gouttière de Farabeuf.

i) **Insufflateur**. — Le tube de Chaussier, que l'on trouve dans toutes les trousses d'accoucheur a une mauvaise courbure. Il est difficile à introduire dans le larynx, et il en sort trop facilement. L'insufflateur de Ribemont-Dessaignes, dont la courbure est parfaite, doit être préféré.

j) **Perce-membrane**. — On peut avoir le perce-membrane de Pinard, mais cet instrument est loin d'être indispensable. Toute tige métallique pointue, souple et stérilisable, peut en faire l'office.

k) **Ballon dilatateur**. — Celui de Champetier de Ribes est d'un usage très répandu, sa stérilisation demande quelques précautions. On doit le savonner avec soin dans l'eau tiède, puis l'immerger longuement dans une solution antiseptique (glycérine phéniquée).

l) **Bock pour injection**. — Que le bock serve pour une injection de sérum ou pour des injections vaginales et utérines, il doit être formé d'un récipient métallique (le verre se casse trop facilement), d'un tube en caoutchouc de 2 mètres, et d'un ajutage qui sera, pour le sérum, une aiguille métallique un peu grosse, et pour les injections simples une canule de verre droite ou coudée.

On stérilise malheureusement trop souvent cet ensemble

d'une manière imparfaite. Beaucoup de médecins se contentent de flamber le bock et l'aiguille, ou même de tremper la canule dans une solution antiseptique.

Tout cela constitue un *à peu près* fort dangereux.

Si vous êtes soucieux de bien faire, mettez donc dans une marmite pleine d'eau salée votre bock tout monté avec le tube et la canule repliés dans l'intérieur du récipient. Faites bouillir un bon quart d'heure. Puis, avec des mains aseptiques, retirez le bock par l'anse. Il est alors tout stérilisé et, du coup, plein d'eau bouillie. Ajoutez l'antiseptique et faites l'injection.

m) **Sonde de Pezzer**. — Après une suture périnéale, ou dans le cas de tamponnement vaginal, il est souvent utile d'empêcher la plaie ou les tampons d'être continuellement baignés par l'urine. Le meilleur moyen est, dans ce cas, de laisser à demeure dans la vessie une sonde de Pezzer.

n) **Tubes de vaseline**. — Les pots de vaseline que livre le pharmacien peuvent être antiseptiques, ils ne sont pas stériles. Le seraient-ils, que vos mains, au cours des manœuvres vaginales, auront à plusieurs reprises souillé le pot.

Dans les grands services d'accouchement, on met une coupelle de vaseline à mariner dans un liquide antiseptique. Des mains nombreuses y puisent, contaminant progressivement le liquide qui surnage. Qu'une intervention sérieuse se présente, l'on aura une vaseline douteuse qui entraînera avec elle des gouttelettes d'un liquide septique.

La solution n'est pas là.

Elle est dans l'emploi de tubes pour couleurs, tubes

métalliques que l'on fera bouillir avec leur bouchon en place, puis que l'on emplira par leur fond ouvert avec de la vaseline très chaude et liquide. Laissez refroidir. Un coup de pince aplatira le tube et un double reploiement de son fond le fermera.

Un tube de 14 centimètres est propre, facile à emporter, et permet n'importe quelle longue intervention obstétricale.

o) **Les antiseptiques**. — Employez ceux que vous voudrez à condition de rejeter l'acide borique, qui n'est pas antiseptique, et l'acide phénique qui est inutilement odorant et caustique. De préférence, usez du sublimé, du bi-iodure, ou du formol, mais ayez des solutions *très diluées*.

Rappelez-vous que les instruments et les tampons, une fois stérilisés, n'ont pas besoin de mariner dans des antiseptiques, et que toutes les fois que vous aurez un nettoyage mécanique à faire, l'eau bouillie, si elle l'a été longuement et avec soin, peut suffire. C'est seulement pour la peau de l'opérateur et de l'opérée que les antiseptiques doivent être en général considérés comme nécessaires, surtout si, dans les jours qui précèdent l'intervention, on a manié des produits septiques.

II

Matériel à préparer
dans tout accouchement

L'accoucheur doit penser à deux séries d'objets : ceux qu'il emporte de chez lui, ceux qu'il fait préparer chez la parturiente.

Il doit emporter sa boîte métallique contenant son forceps, une sonde de femme, les instruments nécessaires pour une suture du périnée, un insufflateur, du fil ou de la soie bouillie pour la ligature du cordon, assez de compresses bouillies pour faire un tamponnement, enfin quelques canules de verre. En poche, un stéthoscope, un tube de vaseline et du sublimé. Cela seul est immédiatement indispensable ; quand une indication particulière se présente, on a toujours le temps de se procurer les instruments nécessaires.

Au domicile de la parturiente on préparera : un bock

et son tube de caoutchouc, de l'eau salée bouillie que l'on fera chauffer au moment des injections vaginales ou utérines ; s'il y a lieu, quelques paquets d'ouate vendue comme boriquée, phéniquée, salicylée ou stérilisée par le pharmacien, enfin des cuvettes. Assurez-vous de deux aides, pensez un instant au temps qui vous serait nécessaire pour trouver du chloroforme, et occupez-vous du lit.

Tout meuble qui, de près ou de loin, ressemble à un lit, peut faire l'affaire. Vous devez cependant préférer, toutes les fois que cela sera possible, un lit de fer solide et mobile à la fois, étroit et placé de telle sorte qu'on puisse tourner autour de lui. Que ce lit soit peu matelassé et dur, cela permet mieux à la femme de fixer ses membres et tout son corps pour pousser. Sur le matelas, placez une toile cirée et un drap propre, ce drap restera en place pendant les premiers jours qui suivront l'accouchement. Par dessus disposez une nouvelle toile imperméable recouverte d'un drap plié au moins en deux pour bien absorber les liquides. Cette toile et ce drap seront épinglés aux quatre coins pour bien les fixer pendant les mouvements et les efforts. L'ensemble sera retiré par roulement, en passant sous le siège de la malade, dès que l'accouchement sera fait et la région nettoyée. La parturiente sera alors sur un nouveau drap propre.

Cela fait, le médecin doit procéder lui-même à la toilette de la malade. On ne peut guère parler du rasoir dans la pratique courante, bien que son emploi commence à s'implanter dans certains pays. On ne rasera donc que si le milieu l'indique ou si une intervention quelconque devient nécessaire. Encore faut-il se contenter, sauf pour la symphyséotomie et la césarienne, de raser les parties latérales de la vulve en respectant le pubis.

La toilette vulvaire *et vaginale* sera faite avec des tampons savonneux et de l'eau bouillie. Puis le savon sera chassé par une large irrigation antiseptique. Enfin, la vulve sera recouverte d'une ou deux compresses bouillies bien exprimées et d'un gâteau d'ouate.

Beaucoup d'accoucheurs (nous allions dire presque tous) se contentent d'une irrigation antiseptique et d'un nettoyage de la vulve au tampon humide. C'est là une pratique qui peut suffire dans la moyenne des cas, mais qui devient dangereuse, tant pour la mère que pour les yeux de l'enfant, toutes les fois que l'on tombe sur une vulvo-vaginite. On comprendra aisément qu'il est dans ce cas aussi nécessaire de savonner le vagin et la vulve que les mains de l'opérateur.

Terminons par un conseil souvent inutilement donné : *touchez peu.* Les touchers répétés se font forcément après des nettoyages incomplets des mains ; de plus, vous entraînez vers l'utérus du mucus plus ou moins septique que vous avez pris en passant, à la vulve et dans le canal vaginal. Certains vont trop loin et disent : *ne touchez pas.* Nous disons, nous, qu'il est plus prudent de toucher à cause de la procidence toujours possible du cordon ou d'un membre, mais qu'il faut toucher *peu.*

III

Médecine opératoire

A) **Accouchement prématuré artificiel** (¹)

Les moyens proposés et employés sont d'une multiplicité étonnante. La simple dilatation du col ou la perforation des membranes sont parmi les procédés les plus employés et les plus simples. Malheureusement la première est très souvent inefficace, et la seconde parfois ne produit le travail que trop tardivement, en même temps d'ailleurs qu'elle expose aux présentations vicicuses. .

(¹) Lorsque, pour une raison quelconque (vomissements incoercibles, maladie de cœur, cancer, etc.) le médecin croira de son devoir de provoquer un accouchement prématuré artificiel avant que le fœtus ne soit viable, il fera bien, afin d'éviter tout commérage, de prévenir le commissaire de police du quartier de la malade, de l'opération qu'il va exécuter ; il conduira chez le commissaire le mari ou les parents de la parturiente afin de ne pas être accusé d'avoir violé le secret professionnel et, dans le cas où on ne voudrait point le délier de ce secret et ne pas avertir les autorités, le praticien fera bien d'adresser sa malade *ad ursos...*

L'idéal semble représenté par le ballon de Champetier de Ribes qui agit en décollant les membranes et en jouant le rôle de corps étranger intra-utérin. Dans la règle, en 2 ou 3 heures, le travail commence et l'accouchement du ballon dilatant les parties molles place le fœtus dans la situation du deuxième enfant dans un accouchement gémellaire.

Le grand ballon que nous avons décrit au chapitre des instruments correspond comme dimensions à une grossesse presque à terme. C'est d'ailleurs à ce genre de grossesse que, dans la pratique courante, le médecin aura affaire le plus souvent, au cas d'un accouchement prématuré à provoquer. Si la grossesse est beaucoup plus jeune, la série des petits moyens : dilatation du col, perforation des membranes, etc., suffira. Il existe d'ailleurs de petits modèles du ballon de Champetier de Ribes qui correspondent à tous les âges de grossesse.

On doit, dans tous les cas où on le peut, préparer la région à l'avance. Les jours précédents, la vulve sera rasée et savonnée, la malade baignée. Le jour même on procèdera à un savonnage sérieux de la vulve et du vagin. Puis, une large irrigation antiseptique chaude sera pratiquée. La malade étant dans la position obstétricale, les cuisses, le pubis et les fesses recouvertes par une large serviette bouillie et fendue, on procèdera à l'introduction.

Le ballon aura été savonné, plongé dans une solution antiseptique, puis bouilli pendant quelques minutes seulement, pour ne pas le détériorer. Après l'avoir roulé, on le placera entre les deux mors d'une pince courbe assez longue.

La pince étant tenue de la main gauche, l'index droit sera introduit dans le col. En agissant avec précaution, il amorcera le décollement des membranes. On glissera alors le médius, et, les deux doigts agissant ensemble décollent aussi loin que possible. La pince sera alors, grâce à sa courbure et grâce à des mouvements prudents, glissée entre les deux doigts. A mesure qu'elle s'engagera on retirera du col les deux doigts l'un après l'autre, sans violence, tout en les laissant à portée du segment inférieur pour suivre les progrès de l'ascension. On peut s'arrêter quand le bec de la pince est monté à 10 centimètres au-delà de l'orifice externe du col. Il reste à déclancher la pince et à faire injecter doucement de l'eau bouillie, additionnée ou non d'antiseptique faible, dans le ballon. Une fois le ballon rempli, ou même pendant le remplissage, on retire les deux branches de la pince, et l'on met une ligature de sûreté sur le tube. On termine par une bonne injection vaginale chaude.

Rarement des incidents se produisent. Si cependant le décollement des membranes produisait un suintement sanguin notable, dilatez vite le ballon. Si les membranes se rompent, laissez la femme accoucher de son ballon, puis mettez rapidement la main au col pour parer à une présentation vicieuse. La palpation d'ailleurs aura pu permettre souvent d'arriver au même but par des manœuvres externes pendant l'expulsion du ballon.

Quand, après 3 heures d'attente, le travail ne débute pas, c'est que l'on a injecté trop de liquide. Il suffit alors d'en retirer 60 à 100 grammes pour avoir des contractions utérines énergiques. On doit cependant se garder de faire trop aisément cette concession, car un accident très fréquent dans ces accouchements est le suivant :

Au bout de 2 heures, l'opérateur et l'entourage étant également impatients, on retire une forte quantité de liquide. Le travail commence et le ballon descend. On le distend alors de nouveau, pour bien dilater les parties molles, et le ballon sort enfin, superbe et volumineux. Qu'on mette alors ses doigts vers le col, on trouvera un orifice interne insuffisamment dilaté. Le ballon a passé petit à petit dans la filière cervicale, grâce à son absence de distension. Tout est à recommencer.

Tout cela est évité dès que l'on prend la précaution de retirer seulement de petites quantités de liquide après une attente de 3 heures.

On a reproché au ballon de Champetier de Ribes d'exposer à quelques-uns des dangers que court le second fœtus dans les cas de grossesse gémellaire : présentation vicieuse, procidence du cordon, etc... Ces objections tombent, si l'on veut se rappeler que le palper donne des renseignemen's pendant le travail, et qu'il est toujours possible, après l'expulsion du ballon, de reconnaître la présentation par le toucher et de la corriger rapidement si cela est nécessaire.

B) Version par manœuvres externes

Lorsqu'on cherche à faire évoluer le fœtus en lui imprimant des mouvements à travers les parois abdominale et utérine, par des manœuvres faites à l'extérieur, deux cas peuvent se présenter :

1° La tête est dans une fosse iliaque, et le siège dans l'autre.

2° Le siège est en bas, et la tête est au voisinage du pôle supérieur de l'utérus.

Dans les deux cas on videra la vessie et le rectum ; la femme sera placée dans le décubitus horizontal, la tête basse, les bras le long du corps, les membres inférieurs allongés et légèrement écartés. Si la paroi présente une hyperesthésie marquée,on fera une injection de morphine ; si la malade ne peut pas se placer d'elle-même dans la résolution musculaire, ou si le palper profond est douloureux, on emploiera le chloroforme. Ce dernier moyen permettra parfois de réussir aisément après de nombreuses tentatives faites à l'état de veille.

Ces précautions étant prises, et l'opérateur étant de préférence à la droite de la malade avec un aide à portée, on procèdera comme suit :

1ᵉʳ Cas. — *La tête est dans une fosse iliaque, le siège dans l'autre.* — Commencez par une palpation profonde très attentive. Sentez la tête, sa rondeur, sa dureté, son ballottement. Reconnaissez le siège et les petites parties fœtales. Puis, doucement, en mobilisant les deux pôles en sens inverse, faites graduellement basculer le fœtus, de manière à conduire en bas la tête, tandis que le siège ira au voisinage du pôle supérieur. A condition d'aller prudemment et sans à-coup, on peut agir avec une certaine fermeté. Ordinairement, on ne réussit pas du premier coup. Il faut se reposer, maintenir avec une main le terrain conquis, puis recommencer avec patience. Après une série d'essais infructueux,tout d'un coup, l'évolution se décide; la version est faite.

2ᵉ Cas. — *Le siège est en bas et la tête au voisinage du pôle supérieur de l'utérus.* — La conduite à tenir est un peu plus complexe. Il faut conduire la tête dans une des fosses iliaques, puis agir comme plus haut. C'est par un mouvement de bascule des deux mains conduites en sens inverse que l'on doit obtenir ce résultat. Souvent le premier temps est pénible, car le siège est amorcé. Dans ce cas, enfonçant profondément vos doigts dans l'excavation, soulevez-le ; puis, ce soulèvement étant maintenu, soit par vous-même, soit par un aide, commencez la bascule. C'est en imprimant de petits mouvements de latéralité qu'on parvient le plus aisément à désamorcer le siège. Ce temps est parfois assez difficile pour qu'on se trouve bien de faire repousser le pôle fœtal, à demi engagé par les doigts d'un aide introduits dans le vagin.

On parle souvent, dans les traités classiques, des accidents de la version par manœuvres externes. Ces accidents n'existent pas pour qui n'emploie pas aveuglément sa force.

Il ne suffit pas d'avoir amené en bas le pôle céphalique, il faut encore l'y maintenir. Au cours du travail, la chose est simple : on rompt les membranes, la tête s'amorce immédiatement. En dehors du travail, c'est par une ceinture spéciale qu'il convient d'assurer la bonne présentation. Pour cela, les ceintures que l'on trouve dans le commerce, en tissu élastique, bobinées ou non, sont parfaitement inutiles. La meilleure ceinture eutocique est obtenue avec un bandage de corps en flanelle souple, que l'on serre après avoir placé longitudinalement, de chaque côté du grand axe du fœtus, un coussin cylindrique représenté par un rouleau d'ouate fortement serrée.

Il faut, à partir de ce moment, tenir la femme au repos et vérifier de temps à autre la présentation en retirant le bandage.

C) Version par manœuvres internes

Avant de tenter une version par manœuvres internes, il faut s'assurer qu'elle est possible, c'est-à-dire que le cas particulier réunit les conditions suivantes :

1° Orifice utérin dilaté ou dilatable, pour que la main puisse pénétrer sans effraction et pour qu'au moment de l'extraction, la tête du fœtus puisse être rapidement entraînée au dehors.

2° Partie fœtale constituant la présentation assez peu engagée, pour pouvoir être refoulée dans la cavité utérine sans s'exposer à une rupture.

3° Conservation d'une quantité notable de liquide amniotique, faute de quoi l'utérus, tétanisé sur le fœtus, empêche l'introduction de la main, et même, si celle-ci peut être introduite, empêche encore l'évolution après saisie d'un ou des pieds.

4° Rétrécissement assez limité pour faire espérer l'extraction d'un enfant vivant, sans opération chirurgicale proprement dite.

Cet examen fait et la version reconnue possible, il faudra successivement :

Introduire la main,

Saisir un ou deux pieds,

Faire évoluer le fœtus,

L'extraire.

Préalablement, on aura rasé les parties latérales de la vulve, pratiqué une bonne désinfection des organes génitaux, et, dans la plupart des cas, anesthésié la femme.

Les mains et les avant-bras de l'opérateur seront nettoyés avec un soin tout spécial : brossage de 10 minutes à l'eau bouillie chaude et au savon, brossage de 2 minutes à l'alcool, immersion dans le sublimé ou dans le formol. Il faut naturellement être absolument sûr de la vaseline employée pour faciliter le glissement.

1° *Introduction de la main* (¹). — Amoindrissez votre main

(¹) Le choix de la main donne souvent, dans les traités didactiques, lieu à de longues explications. Tout cela est inutile. La règle praen forme de cône, le pouce dans l'interstice entre l'index et le médius, de façon à former un fuseau dont le ventre répond aux articulations métacarpo-phalangiennes. Dès que l'orifice vulvaire est franchi, appliquez l'autre main sur le fond de l'utérus de façon à empêcher tout tiraillement des insertions vaginales. Si la dilatation n'est pas complète, complétez-la en enfonçant les doigts, fermement mais sans violence. Là, plusieurs cas peuvent se présenter. Si les membranes sont intactes, n'imitez pas la conduite des anciens qui cheminaient entre l'œuf et l'utérus, rompez tout de suite la poche des eaux, puis pénétrez rapidement sans laisser au liquide amniotique le temps de s'écouler. Si les membranes sont rompues, pénétrez hardiment dans l'œuf; toute perte de temps, en favorisant l'écoulement du liquide, rendra de plus en plus difficiles les manœuvres ultérieures. Enfin s'il y a procidence d'un bras, ou même de deux, au cas de manœuvres antérieures maladroites, mettez un lac sur le ou les membres procidents. Trop peu d'auteurs expliquent cette précaution, en voici les raisons:

Tout d'abord il est très difficile de réduire un membre; l'utérus résiste et résistera encore davantage si, de plus, on veut introduire la main. D'autre part, au cas toujours possible d'échec de la version, conserver un point d'appui tel qu'un bras, c'est s'assurer un repère et un point de traction; si l'évolution spontanée se produit, c'est de plus garder sous la main de quoi faire une mutilation du fœtus lorsque celle-ci devient nécessaire.

---

tique est, après un bon palper, d'introduire la main qui, dans l'utérus, peut accéder au plan antérieur du fœtus. Si le palper ne donne aucun renseignement précis, introduisez la main la plus habile, et changez-la si vous vous êtes trompé.

Ce lac ne gêne d'ailleurs aucun des temps de la version puisque, par hypothèse, la dilatation est complète. Il remontera, entraîné par les bras, quand vous ferez l'évolution du fœtus.

2° *Saisie du ou des pieds.* — Ici nous trouvons dans les classiques toutes sortes de préceptes, de règles et de moyens mnémoniques. Le résultat est l'absence de toute idée claire, car l'on abandonne le point de vue pratique. Comme toujours, la réalité est beaucoup plus simple.

Mais procédons par ordre. Beaucoup d'accoucheurs ont défendu, et beaucoup pratiquent encore la saisie des deux pieds. Faite successivement, en prenant un pied puis l'autre, elle est presque toujours possible, mais elle a un inconvénient qui est de donner un siège trop petit qui dilate insuffisamment les parties molles pour le passage de la tête. Il faut donc autant que possible prendre un seul pied, mais lequel?

Certains praticiens prennent le premier venu et tirent; s'ils rencontrent une résistance ils vont à la rencontre du second pied et se replacent dans le cas examiné plus haut.

Il est mieux de saisir d'emblée le pied qui sera utile. C'est celui qui, l'évolution terminée, se trouvera correspondre à la hanche antérieure, car si vous tirez sur l'autre c'est-à-dire le postérieur, la hanche antérieure viendra s'asseoir sur le pubis formant un butoir qui résistera à toutes les tractions.

Notez que cet accrochement ne se produit pas forcément, mais il suffit qu'il soit possible.

Quel est donc le bon pied?

Dans les présentations de l'épaule, si l'on a une dorso-antérieure, le bon pied est celui qui est en bas, c'est-à-dire l'homonyme de l'épaule qui se présente. En effet, en évoluant, le fœtus ne pivotera pas autour de son axe longitu-dinal et la hanche inférieure *est* et *restera* antérieure. Si l'on a au contraire une dorso-postérieure, le bon pied correspond à la hanche supérieure qui est de nom contraire à l'épaule qui se présente ; et cela s'explique par ce fait qu'en tirant sur l'autre pied le fœtus bascule autour de son axe longitudinal, la hanche supérieure devient antérieure et bute sur le pubis. On doit donc en résumé, dans les dorso-antérieures prendre le pied homonyme de l'épaule qui se présente et, dans les dorso-postérieures, prendre le pied de nom contraire.

Si maintenant l'on a une présentation verticale, la hanche antérieure reste antérieure et c'est le pied correspondant qu'il faut prendre.

Il est bien entendu qu'avant toute traction on s'assure qu'on a affaire à un pied et non à une main et que l'on reconnaît le nom du pied à la différence du bord interne et du bord externe, et aux dimensions du gros orteil.

3° *Evolution du fœtus*. — On doit tirer dans l'intervalle des contractions utérines, car pendant celles-ci le fœtus est immobilisé. Ces tractions seront exercées en bas et en arrière, et de manière à pelotonner le fœtus sur son plan antérieur, en suivant son plan antéro-latéral.

4° *Extraction*. — La version faite, il est rare que l'on puisse laisser se faire spontanément la suite de l'accouchement. En tous cas la conduite à tenir est identique à celle que nous indiquerons plus loin à propos de la présentation du siège.

D) **Forceps**

L'application du forceps suppose réunir un certain nombre de conditions *nécessaires* contre lesquelles aucune objection ne peut être élevée. Ces conditions sont : que le diagnostic exact de la présentation, de la position et de la variété de position ait été fait ; que les membranes soient rompues, que l'orifice utérin soit complètement dilaté ou dilatable.

Outre ces conditions nécessaires, il en est de facultatives sur lesquelles on discute encore, mais ces discussions seront plus utilement résumées au chapitre « indications de cause fœtale ». Citons toutefois, parmi ces conditions souvent énoncées : la nécessité d'une extrémité céphalique première, un fœtus vivant, une disproportion peu marquée entre les dimensions du bassin et celles de la tête, enfin l'engagement de la tête.

Répétons encore ici que, dans un pur exposé de médecine opératoire, nous ne pouvons entrer dans une appréciation détaillée de ces conditions.

Préparatifs. — Il faut un lit dur, assez haut pour que l'on puisse tirer sans fatigue.

Un lit de fer ordinaire, avec une planche sous le matelas, est tout ce qu'il faut souhaiter de mieux. La femme sera mise en travers dans la position gynécologique, les jambes soutenues par deux aides patients et habitués. Mettez une toile cirée sur le bord du lit, sous le siège, et faites tomber cette toile dans un seau.

Ayez comme toujours de l'eau bouillie chaude, votre forceps bouilli et des compresses dans votre boîte métallique. Rasez les bords de la vulve, faites avec de l'eau bouillie une toilette savonneuse *intus et extra*, donnez une injection *faiblement* antiseptique et chaude. Vous êtes prêt.

Préceptes généraux. — On enseignait autrefois que, la direction de la suture sagittale étant connue, il suffisait de placer les cuillers suivant un axe perpendiculaire à cette suture. C'était un procédé commode pour l'enseignement, déplorable pour la pratique. Sur la femme vivante (et non sur le bassin osseux) voilà ce qui se passait trop souvent. Le toucher avait montré une occipito-iliaque-gauche antérieure ; la simple introduction de la main faisant tourner la tête donnait une occipito-pubienne ; cependant le praticien s'obstinait à faire une application comme pour une position oblique, d'où : une mauvaise prise, des lésions fréquentes, un dérapage presque sûr.

Tout autre est la bonne conduite. Elle consiste à placer ses cuillers de telle sorte qu'on ait, au moment même de l'application, la certitude d'une bonne prise. Or on a une bonne prise quand l'axe de la cuiller est légèrement préauriculaire, et il suffit de sentir l'oreille pour éviter toute méprise. De sorte que, selon l'expression de Pinard, « quelles que soient la hauteur et l'orientation de la tête, il faut la saisir régulièrement », c'est-à-dire qu'il ne faut pas tant s'occuper du diamètre du bassin suivant lequel le forceps doit être appliqué que de la région de la tête sur laquelle se posent les cuillers.

Cela compris, on peut ramener la technique du forceps à 4 temps.

a) Recherche de l'oreille postérieure.

b) Placement de la première cuiller.

c) Placement de la seconde cuiller et articulation des deux branches.

d) Extraction du fœtus.

a) Recherche de l'oreille postérieure. — Pourquoi la postérieure ? Parce que, pour avoir de bons points de repère pendant toute l'opération, il est indispensable de très bien placer sa première cuiller, et que ce placement ne peut être bien fait que là où il y a de la place, c'est-à-dire en arrière. En effet, il n'y a de place dans les organes génitaux qu'à plat devant le coccyx et, latéralement, qu'entre le coccyx et l'ischion. Introduisez donc en arrière la main droite, si le toucher vous fait penser que l'oreille postérieure est dans la partie gauche du bassin, servez-vous de la main gauche dans le cas contraire. Il est bien entendu que dans les positions antéro-postérieures, c'est sur les parties latérales qu'il faut chercher l'oreille, mais, même alors, c'est le long du coccyx et du sacrum qu'il faut commencer à pénétrer.

La main pénètrera donc soigneusement aseptisée et enduite de vaseline sur sa face dorsale. Si la femme se défend et résiste, recourez à l'anesthésie.

b) Placement de la première cuiller. — Si l'oreille est dans la partie gauche du bassin, prenez la branche gauche du forceps. Faites le contraire si l'oreille est à droite. La cuiller étant choisie et enduite de vaseline sur sa face convexe, faites-la glisser lentement, sans effort, comme un cathéter, sur la main qui sert de guide. On donne des règles pour la direction du manche et son abaissement. Ce sont là choses qui se sentent et ne s'enseignent pas avec des mots.

Dès que la cuiller est en place et que vous êtes sûr de n'avoir pincé ni le col, ni le cordon ou un membre procident, retirez votre main, entourez le manche avec une compresse pour le protéger des souillures et faites tenir par un aide.

c) Placement de la seconde cuiller et articulation. — Il faut s'inspirer, pour la placer, de notions toutes différentes. Tout d'abord, vous ne sentirez que bien rarement l'oreille antérieure, car en avant il n'y a pas de place, il y a même d'autant moins de place que vous venez d'épaissir la tête en plaçant une cuiller. Votre seule préoccupation sera de placer votre seconde branche dans une position rigoureusement symétrique de la première.

Pour cela, faites glisser la main jusqu'à ce que l'extrémité des doigts vienne au contact de la paroi postérieure du bassin, au voisinage de l'articulation sacro-iliaque qui correspond au côté où vous voulez appliquer votre branche. Conduisez la seconde cuiller sur la main ainsi laissée en place. Il vous reste, par un mouvement « en spirale », à conduire l'instrument sur la partie fœtale que vous voulez atteindre. Vous reconnaîtrez que vous êtes en place, à la position des manches et à la correspondance de leurs parties articulaires.

Le temps de l'articulation est des plus simples, il diffère un peu suivant le modèle de forceps employé. Dans l'hypothèse où nous nous sommes placés de celui de Tarnier, si la branche gauche a été introduite la première, la droite s'applique tout naturellement sur elle ; dans le cas contraire, le pivot ne peut pénétrer dans la mortaise sans décroisement. Ce décroisement se fera à petits coups en écartant les manches au minimum.

d) *Extraction.* — Avant tout, assurez-vous d'avoir une bonne prise. Sans s'arrêter aux dires des classiques qui conseillent de s'assurer si vous n'avez pincé ni le col, ni une partie fœtale, chose que vous avez faite au moment du placement, explorez la tête simplement avec le doigt et reconnaissez si la suture sagittale est bien perpendiculaire au plan d'application du forceps. Ajoutez, si vous voulez, une précaution : l'auscultation du cœur fœtal.

Mettez le tracteur en place si vous avez l'intention de vous en servir, puis, conseillant à la mère de vous aider de ses efforts, tirez sans violence, *sans hâter*, vous rappelant qu'en pareille matière, comme en chirurgie d'ailleurs, *être brillant c'est être dangereux.* Souvenez-vous aussi que toutes les fois que vous aurez à faire subir une évolution à la tête, il faut faire décrire aux manches un cercle immense, pour que les cuillers, tournant en sens inverse, ne produisent pas de graves lésions des parties molles.

Préceptes particuliers. — Le forceps peut être appliqué au détroit inférieur, dans l'excavation, au détroit supérieur.

a) *Détroit inférieur.* — La tête peut être en occipito-pubienne ou en occipito-sacrée. En *occipito-pubienne*, ce qui est la règle, la mise en place des cuillers est des plus simples. Souvenez-vous seulement que vous devez, à cause du mode d'articulation du bassin, commencer par la branche gauche, pour éviter le décroisement.

L'extraction est facile. En général le forceps aiguille bien ; il se relève régulièrement, vous indiquant le sens des tractions. Si les parties molles sont trop peu résistantes pour faire aiguiller le forceps, suivez la fontanelle postérieure avec l'index et utilisez les indications que vous donne ce doigt.

Au moment où les parties molles sont distendues, appuyez avec le pouce sur la partie de la tête qui est près de la commissure postérieure ; en modérant la sortie, vous éviterez ainsi bien des déchirures.

En *occipito-sacrée*, ce qui est l'exception, après l'application du forceps, vous aurez forcément une prise irrégulière de la tête, car le bord concave des cuillers regardera la face et non l'occiput. Vous pouvez, ayant cette prise, faire deux choses :

Ramener l'occiput au-dessous de la symphyse.

Dégager l'occiput en arrière.

Pour ramener l'occiput sous le pubis, il vous faut faire une rotation de 180°. Souvenez-vous du précepte donné plus haut. Mobilisez beaucoup les manches et peu les cuillers. Reste à savoir de quel côté tourner. Cela est facile si vous savez où est l'occiput dans l'excavation. Cela se trouve en essayant d'un côté, puis de l'autre, si les renseignements manquent. Dès que l'occiput est sous le pubis se pose une nouvelle question : allez-vous désarticuler pour faire une nouvelle prise qui sera régulière, ou dégager votre tête dans une position doublement incommode, car vous avez un forceps mal appliqué par rapport à la tête et par rapport au bassin ? Nous vous conseillons la première de ces conduites car elle expose moins la commissure postérieure, et souvent, à la faveur de la désarticulation, l'accouchement se termine seul.

Si maintenant vous avez choisi comme méthode le dégagement de l'occiput en arrière, il vous faudra d'abord relever légèrement les branches du forceps, de manière à ce que l'occiput se dégage au niveau de la commissure postérieure, puis, pour permettre à la tête de se dégager par déflexion, faire décrire aux manches un grand arc de cercle de haut en bas. Cette manœuvre n'est possible qu'avec une tête peu volumineuse.

β) *Forceps dans l'excavation.* — Si le sommet est en *position gauche variété antérieure,* vous introduisez la main droite, puis la branche gauche du forceps ; vous mettez ensuite en place la branche droite comme nous l'avons expliqué aux *Préceptes généraux.* Le premier temps de l'extraction qui est la rotation de la tête en occipito-pubienne, se fait tout seul avec le forceps de Tarnier, les branches aiguillent d'elles-mêmes et il suffit de maintenir les tiges du tracteur à un bon travers de doigt au-dessus du forceps. Si l'on se sert d'un Levret il faut faire soi-même la rotation de la tête.

Dans tous les cas on se souviendra que primitivement l'occiput était à gauche et que, par conséquent, c'est à gauche qu'il faut le ramener pour pratiquer la rotation externe de la tête.

Supposez maintenant le sommet en *position droite variété antérieure*, la branche postérieure étant la droite, commencez par elle, puis placez la gauche symétriquement. Vous serez ensuite contraint de décroiser les manches pour articuler. Faites-le lentement, avec le minimum d'écartement. Par quelques tractions, faites bien descendre la tête jusque sur le bassin mou, puis faites ou laissez faire la rotation interne. Au moment de la rotation externe, souvenez-vous que l'occiput était à droite.

Dans les *variétés postérieures droite et gauche* on peut tenir pour certain que, dans l'immense majorité des cas, la réduction manuelle en position transversale ou antérieure est possible ; en sorte que l'application du forceps pour une gauche postérieure se réduit à l'application faite pour une gauche transversale, et que l'application pour une droite postérieure revient à faire une application en droite transversale.

Supposons cependant que, contrairement à ce que l'on enseigne, cette évolution manuelle soit impossible ; il vous reste la ressource de faire évoluer la tête après l'avoir chargée sur le forceps. Cette évolution peut se faire en deux sens : soit par un très petit arc de cercle en occipito-sacrée, soit par un très grand arc en occipito-pubienne. Dans le premier cas, tirez pour amener la tête sur le bassin mou, dégagez l'occiput de la commissure postérieure comme nous l'avons vu plus haut, puis, abaissant complètement l'instrument, dégagez complètement la face par déflexion. Dans le second cas, une fois l'évolution faite, votre forceps sera appliqué à l'envers ; n'essayez pas de faire sortir la tête de cette façon, désarticulez et réarticulez comme pour une occipito-pubienne au détroit inférieur.

γ) *Forceps au détroit supérieur.* — Nous n'avons pas à examiner ici dans quelle mesure le forceps au détroit supérieur est une opération permise. Il est certain que dans les bassins rétrécis c'est un pis-aller, mais il faut aussi se souvenir que c'est un moyen utile pour la prise de la tête après la symphyséotomie et que, dans un bassin normal, c'est un procédé à employer toutes les fois que l'on a intérêt à brusquer l'accouchement.

L'application des cuillers doit ici, comme toujours, être faite *régulièrement* par rapport à la tête ; et comme, avant l'engagement, on a affaire à des positions transversales, on mettra d'abord une cuiller directement postérieure, puis une antérieure. Préalablement, on doit essayer, avec la main de fléchir la tête. Cette manœuvre est souvent malaisée et ne peut être faite qu'incomplètement. On doit, malgré cela, appliquer le forceps, quitte, après l'engagement obtenu, à faire une prise plus régulière qui aura le double avantage de laisser la tête achever sa flexion et d'éviter le dérapage.

La cause la plus fréquente de dérapage n'est d'ailleurs pas celle-là, elle est réalisée par l'amoindrissement de la tête au moment où, franchissant le détroit supérieur, elle est, par l'intermédiaire du forceps, serrée dans la ceinture osseuse. Or, votre vis de pression a été serrée avant cet amoindrissement et, comme l'amoindrissement persiste en partie dans l'excavation, le forceps, jouant librement sur la tête, dérape. Il suffit d'y penser, de serrer la vis pour éviter cet accident.

Variétés rares de l'application du forceps. — L'application du forceps sur *la tête dernière* est une opération qui ne reconnaît guère d'indications ; il est plus prudent et plus simple de recourir à la manœuvre de Mauriceau. Il est également difficile de trouver des indications à l'application sur le siège. On peut toujours, en effet, saisir un pied, l'abaisser et exercer des tractions sur lui.

Reste l'application *sur la face* qui a ses indications précises. Il n'y a rien de particulier à dire sur le manuel opératoire. On doit se rappeler seulement qu'il faut que le menton soit ramené sous la symphyse pubienne, et qu'il faut faire, autant que possible, une prise qui favorise la déflexion.

E) Injection intra-utérine

L'instrument à employer est l'éternel bock métallique, bouilli avec son tube et sa canule, tel enfin que nous vous l'avons déjà plusieurs fois recommandé. Tirez-le de la marmite où il a bouilli, avec des mains stérilisées, en le laissant plein d'eau, ajoutez l'antiseptique et vous serez prêt.

Comme canule, la sonde dilatatrice de Doléris est parfaite, mais non indispensable ; toute canule *qui peut bouillir*, qui est assez longue, et dont la forme n'est pas offensive pour l'utérus, peut servir.

Mettez la femme dans la position gynécologique, c'est-à-dire sur le bord d'un lit dur et garni de toile imperméable; ne vous contentez pas du décubitus dorsal, les jambes écartées ; cela est peu commode pour l'opérateur et peu sûr pour la malade. En remuant les mains, en maniant les instruments, vous toucherez à chaque instant le bassin, le lit, les cuisses. Ayez d'emblée une attitude plus chirurgicale et vous serez plus propre.

Il est un autre précepte qui pour nous a une égale importance, c'est de faire bailler largement la vulve, soit avec deux valves, soit avec le spéculum de Trélat-Collin

Cette précaution vous permet d'introduire directement la canule dans la cavité utérine. Si au contraire vous allez à l'aveuglette en conduisant sur l'index gauche votre canule tenue de la main droite, vous ramassez avec votre instrument ce qui traîne à la vulve, ce qui traîne dans le vagin, et vous introduisez un objet septique dans une cavité que vous prétendez nettoyer.

Ces précautions semblent au premier abord d'inutiles minuties, mais la sécurité obstétricale est faite de ces minuties-là.

Voulez-vous maintenant, pour aider votre lavage, fixer un instant un utérus qui vous échappe, mettez une pince à col sur votre lèvre postérieure. Voulez-vous au contraire un utérus bien mobile, où votre canule puisse en tous sens se promener librement : enlevez le spéculum ; et cette manœuvre peut se faire sans déranger la canule, à condition d'employer le spéculum de Trélat-Collin.

Une question toujours discutée est celle de l'antiseptique à employer. Etes-vous sûr de vous et de votre ébullition ? Prenez simplement de l'eau salée, bouillie pendant trois quarts d'heure. Dans tout autre cas prenez un antiseptique à dose très faible. Beaucoup d'accoucheurs se trouvent bien de l'eau iodée.

L'injection faite, si vous avez agi par pure précaution et non contre une infection reconnue, ne mettez rien dans l'utérus, protégez simplement la vulve avec un pansement aseptique. Si au contraire vous agissez contre une infection, mettez une mèche ou un drain moyen dans l'utérus. Souvenez-vous, une fois pour toutes, que le meilleur drainage de l'utérus est obtenu avec des drains de caoutchouc à parois épaisses et demi-rigides ; ces drains ne se laissent ni aplatir, ni obstruer. Enfin, au cas de drainage utérin permanent, il vous reste une dernière précaution à prendre, c'est de mettre dans le vagin un tampon de gaze faiblement tassée ; ce tampon laisse filtrer le liquide mais ne laisse point monter vers le drain les infections du dehors.

F) Curettage

Nous devrions dire *curage*, car en obstétrique il faut *vider* un utérus et non le *gratter* avec un instrument tranchant.

La malade sera rasée et toute la région opératoire soigneusement savonnée. L'anesthésie n'est pas absolument nécessaire, elle est cependant utile si la femme est sensible, nerveuse ou indocile.

L'anesthésie obtenue, mettez la patiente dans la position gynécologique, savonnez toute la région à l'eau bouillie ainsi que les organes génitaux « intus et extra ». Lavez tout ce qui est cutané à l'alcool et à l'éther, donnez une injection vaginale prolongée ; enfin mettez, pour garnir le champ opératoire, une large serviette bouillie, fendue verticalement au niveau de la vulve. Cette serviette doit recouvrir en même temps toute la partie inférieure du ventre pour vous permettre le palper bi-manuel.

A ce moment stérilisez-vous de nouveau et très soigneusement les mains, puis explorez de nouveau la femme, et si vous pensez que des parties importantes du délivre sont demeurées dans l'utérus, essayez de faire un bon curage digital. Cette manœuvre, qui répugne à l'esprit chirurgical de beaucoup de praticiens, est cependant de mise si l'on peut introduire un doigt. Elle seule empêche sûrement de laisser de grosses masses de placenta sur lesquelles glisse la curette et qui plus tard, sortent indiscrètement soit spontanément, soit mobilisées par un confrère plus heureux ou plus habile. Soyez donc prudent et, si le col baille, explorez l'utérus avec un doigt.

Cette précaution prise, et quel que soit son résultat, venez-en au curettage proprement dit.

Pour voir le col et manœuvrer vos instruments à l'aise, mettez en place le spéculum de Trélat-Collin. A lui seul il remplace avantageusement deux écarteurs et vous permet d'opérer *seul* sans être continuellement gêné par les mains encombrantes et trop mobiles d'un teneur de valves. Voyant le col, saisissez sa lèvre postérieure avec une pince à griffes, tirez légèrement en bas et en arrière, de manière à faire bâiller l'ouverture, et explorez la cavité utérine avec un instrument malléable quelconque : hystéromètre, sonde de gomme bouillie, etc... Par là vous acquerrez des notions importantes sur la direction de la cavité utérine et sur ses dimensions. Pour gratter les parois, servez-vous d'une grande curette mousse ; il importe peu qu'elle soit fenêtrée ou non, mais il est utile que sa tige soit malléable. Procédez paroi par paroi, faites d'abord l'antérieure, puis la postérieure ; à chaque coup poussez votre curette sans efforts, comme un cathéter, et dès que vous butez contre le fond, revenez avec fermeté, sans violence cependant. Le fond et les bords peuvent, sur un utérus dont l'involution n'est pas achevée, être faits avec la grande curette. Si vous êtes contraint d'en employer une plus petite, rappelez-vous que vous avez entre les mains un instrument qui ne demande qu'à traverser la paroi.

Au cours de ce grattage, tous les 3 ou 4 coups, sortez la curette du col ; en se montrant elle entraînera maints débris qui encombrent la cavité. Jusqu'à quel point doit-on pousser le curettage ? C'est là une question d'appréciation personnelle, car dans les cas dont nous parlons en obstétrique, l'utérus mou ne donne pas cette sensation spéciale, à la fois tactile et auditive, que l'on nomme le « cri utérin ».

Il vous reste à terminer en faisant une injection intra-utérine prolongée, avec ou sans attouchement, à la teinture d'iode. Mettez un drain, de préférence à une mèche, tamponnez, sans serrer, de la gaze dans le vagin et protégez la vulve par un pansement ouaté.

Les soins consécutifs ont autant d'importance que le temps opératoire. *C'est une chose indispensable de faire quotidiennement, pendant au moins 10 jours, une injection intra-utérine et un changement complet de pansement.* L'utérus curetté doit être traité comme une plaie infectée. Les accoucheurs ignorent ou méconnaissent trop souvent ce principe, c'est pourquoi les métrites et les salpingites florissent si abondamment parmi les suites de couches.

G) Basiotripsie

Nous conseillons le basiotribe et non le céphalotribe parce que ce dernier instrument a été à peu près complètement abandonné en France depuis que l'on a montré avec quelle fréquence se faisait le dérapage et quelle importance il y a à pouvoir faire un petit broiement.

Le Basiotribe de Tarnier (nous ne ferons pas ici une distinction inutile entre l'ancien et le nouveau modèle) se compose d'un perforateur et de deux cuillers. On conduit le perforateur à travers la voûte jusqu'au contact de la base du crâne, on place ensuite une des cuillers, ce qui permet, après articulation, de faire un premier broiement, enfin on place la seconde cuiller et l'on termine l'aplatissement de la tête en faisant le grand broiement.

Voyons ces différents temps dans leur détail.

La femme, après anesthésie, sera placée dans la position gynécologique et aseptisée comme pour toutes les opérations à faire dans la région génitale. Le champ opératoire sera garni, les instruments stérilisés comme nous l'avons déjà maintes fois décrit.

L'opérateur introduit alors la main gauche dans le vagin, portant le médius vers le promontoire, le pouce replié derrière la symphyse ; l'index explore les bords du col, apprécie la dilatation, tâte et vérifie l'orientation de la tête, puis, en un point aussi central que possible par rapport au bassin, marque le lieu de la perforation.

La main droite fait alors pénétrer la pointe du perforateur le long de l'avant-bras, puis dans le canal que forment la paume et les doigts rapprochés.

A ce moment un aide, préalablement placé sur le côté de la malade pour immobiliser la tête à travers la paroi abdominale, fixe cette tête de toutes ses forces pour soutenir la pression du perforateur. D'un mouvement lent de vrille opéré sous la protection des doigts, l'opérateur attaque la voûte. Souvent la pénétration est aisée ; quelquefois, sur des crânes ossifiés elle est difficile, et dans ces cas les doigts gauches doivent, même à leur détriment, limiter l'échappée. Dès que la voûte a cédé, on sent la pointe libre, on peut l'enfoncer à travers la substance cérébrale jusqu'au contact de la base. C'est en ce point qu'il faut maintenir la pointe pour faire un utile broiement. Confiez pour cela le manche du perforateur à un aide et recommandez lui l'immobilité.

La première cuiller à mettre en place est la *gauche* ; vous la mettrez en arrière, à l'extrémité postérieure du grand diamètre oblique droit. La manœuvre est identique à celle de la cuiller correspondante du forceps, avec cette différence cependant que le bec de la branche gauche du basiotribe dépassera la pointe de vos doigts lorsqu'il sera en place. Retirez alors votre main directrice, assurez-vous que la pointe du perforateur est toujours au contact de la base, et articulez ensemble les deux premières pièces du basiotribe.

Le petit broiement, c'est-à-dire l'écrasement de la partie crânienne ainsi saisie, se fait simplement en rapprochant les deux manches à la main. Si par hasard une résistance anormale, causée par une ossification précoce du crâne, se produisait, utilisez la vis de pression.

A partir de cette première réduction du volume de la tête vous avez une prise solide. Introduisez votre seconde cuiller en arrière et à droite, puis, faisant soulever la tête qui forme un tout avec les deux autres branches de l'instrument, amenez par un mouvement de circumduction la troisième branche dans sa position définitive, symétrique de celle de la première cuiller.

L'articulation est des plus faciles, car vous pouvez non seulement mobiliser la cuiller, mais encore mobiliser la tête. Il vous reste à faire le grand broiement après avoir appliqué la vis de pression. Cette vis sera serrée tour par tour, très lentement, afin que le sang et la matière cérébrale aient le temps de s'écouler du crâne. De temps en temps l'index droit ira s'assurer que la paroi postérieure du vagin n'est pas pincée par le rapprochement des branches.

Le broiement sera poussé avec fermeté mais de manière cependant à ne pas briser l'instrument.

Le premier temps de l'extraction consistera à placer la tête réduite mais aplatie dans le diamètre transversal. Ce serait une faute et une source de dangers multiples pour la mère d'orienter le plan d'aplatissement de la tête dans le diamètre antéro-postérieur.

Cette précaution prise, la tête tombe naturellement dans

l'excavation, sous l'influence du seul poids de l'instrument, sans que l'opérateur ait à exercer des tractions sérieuses.

Dans le cas où l'extraction du tronc présenterait quelques difficultés, il faudrait aller abaisser un bras puis l'autre, le reste se ferait avec une grande facilité.

Toutes les manœuvres exposées plus haut présentent en apparence une grande complexité. Elles se réduisent cependant à l'introduction d'un perforateur et à une application de forceps au détroit supérieur. Les principaux ennuis viennent, dans la pratique, de l'aide abdominal qui manque souvent de la patience et de l'attention nécessaires pour fournir un bon point d'appui.

Pour terminer, il nous reste une prévention à détruire. Beaucoup de jeunes médecins ne se soucient pas d'un basiotribe, estimant, les uns, qu'une réduction de la tête est une chose que l'on n'a pas à faire dans la pratique, les autres que leur habileté chirurgicale leur permettra de se tirer d'affaire avec un perforateur quelconque et un forceps. L'expérience a donné, hélas ! de cruels démentis aux uns et aux autres.

II) **Embryotomie cervicale**

L'embryotomie est une opération qu'on a rarement l'occasion de pratiquer. Des professionnels de l'obstétrique arrivent dans leur carrière à en pratiquer au plus une trentaine. Il n'en reste pas moins évident que, lorsqu'elle se présente, elle a un caractère d'urgence tel, qu'il faut en toute occasion savoir et pouvoir la pratiquer. C'est à la présentation de l'épaule *avec impossibilité de faire la version* que se limitent ses indications. Des instruments de toutes sortes, couteaux, scies, crochets, ficelle, ciseaux, etc... ont été proposés pour la pratiquer. Les méthodes les plus brutales et les plus déconcertantes sont souvent encore employées à l'étranger. Témoin le crochet de Braun, qui est à la fois un instrument aveugle et dangereux pour la mère. En France on emploie concurremment les ciseaux de Dubois, le crochet muni d'une ficelle-scie de Ribemont-Dessaignes et l'embryotome de Tarnier. Mais l'instrument qui est à la fois le plus portatif, le plus commode et le plus employé est constitué par les ciseaux de Dubois.

On leur a reproché de ne pas s'appliquer à tous les cas, et l'on a cité les dorso-antérieures avec gros enfant comme présentant des difficultés particulières. Sans le nier, il est permis de faire remarquer qu'en saisissant le cou avec un crochet et en le tirant fortement en bas on n'est plus obligé d'avoir la main gauche dans cette position insoutenable d'extension forcée qui constitue la contre-indication.

Ceci posé et la femme étant anesthésiée et préparée comme pour toute opération obstétricale, voici comment il faut procéder :

Introduisez la main *gauche* et *toujours la gauche*, quelle que soit la position de la tête, montez le long du bras généralement procident, atteignez le cou et saisissez-le, le pouce en avant, l'index et si possible le médius en arrière.

Glissez alors les ciseaux le long de votre poignet et de votre main. Sentez la position de leur pointe avec la pulpe du pouce. Cela fait, à petits coups, en sectionnant très peu de tissus à la fois, coupez de bas en haut toute l'épaisseur du cou. En apparence c'est la partie supérieure qui doit vous donner le plus de difficulté pour ménager les tissus de la mère. En réalité, plus le cou s'amincit, mieux vous isolez de l'utérus ; en sorte que vous terminez littéralement entre vos doigts, ayant moins la crainte de blesser la mère que de vous blesser vous-même.

Le reste est facile. Le tronc sort en tirant sur le membre qui est ou que vous rendez procident. La tête, que vous saisissez en mettant un doigt dans la cavité buccale, sort par traction s'il n'y a pas de disproportion entre elle et le détroit supérieur. Dans le cas contraire faites la basiotripsie.

I) **Symphyséotomie.** (*Opération de Sigault*)

On a beaucoup discuté, à plusieurs points de vue, la valeur de cette opération. Nous verrons cette discussion sous ses principaux aspects, au chapitre des « bassins viciés », et nous essaierons de formuler, dans une question encore pendante, des règles pratiques. Disons dès maintenant que ce sont les suites de l'opération qui peuvent donner prise à la critique, mais non le *bénéfice immédiat* que l'on tire de l'opération elle-même ; quand à nous, dans notre pratique journalière, nous avons complètement remplacé, à de très rares exceptions près, la symphyséotomie par l'opération césarienne qui, lorsque l'on est habitué aux interventions abdominales, est plus simple, plus rapide, plus chirurgicale et donne des résultats post-opératoires bien meilleurs pour ne pas dire absolument excellents, tout en ne faisant pas courir à la parturiente de risques plus grands que la symphyséotomie.

Les calculs de Farabœuf montrent qu'un bassin ayant un diamètre promonto-pubien minimum de 8 centimètres, coupé et écarté de 60 millimètres, peut laisser passer une sphère d'un diamètre de 98 millimètres (une très grosse tête), tandis qu'intact il n'admet qu'une sphère d'un diamètre de 80 millimètres (petite tête). Remarquons que le volume de la première sphère est à celui de la deuxième comme 488 est à 267, c'est-à-dire presque le double.

Il y a donc un bénéfice immédiat à tirer de l'opération. Voyons la technique.

La région sera rasée *complètement* et l'on ne se contentera pas d'avoir promené, comme dans les opérations précédentes, le rasoir des deux côtés de la vulve. L'asepsie sera assurée par les moyens ordinaires, après que l'on aura, à l'aide d'un ballon de Champetier, dilaté les parties molles afin que l'accouchement puisse être brusqué, une fois la symphyse ouverte. Il serait en effet singulièrement illogique de disjoindre une ceinture pelvienne pour un enfant qui mourrait en forçant les parties molles.

Ces précautions prises, la femme étant dans la position gynécologique et le champ opératoire étant garni avec des compresses, sentez avec le pouce et l'index de la main droite les deux épines pubiennes et marquez le milieu de leur distance. Par ce point médian, faites passer franchement une incision verticale de 8 centimètres au moins : 4 centimètres devant le pubis et 4 centimètres au-dessus. Faites plutôt trop grand que trop petit, et si, en bas, un clitoris trop élevé vous gêne, terminez votre incision par une bifurcation qui embrasse le clitoris.

En deux coups de bistouri, même chez une femme grasse, vous êtes sur la symphyse, du moins à la partie moyenne de votre incision. Plus bas, soyez prudent. Le clitoris est suspendu par tout un système ligamenteux en avant du pubis ; avec le bistouri, en incisant des deux côtés de la ligne médiane, libérez latéralement cet appareil suspenseur, puis, ramassant aussi haut que possible tous les petits faisceaux qui le constituent, tranchez-les transversalement.

Du coup, en raclant l'os, vous arrivez au ligament arqué sous-pubien, vous voyez ouverte la voie sous-pubienne.

Prenez alors la sonde-gouttière que nous vous avons recommandée au chapitre des instruments, et avec son bec, amorcez la voie rétro-pubienne que vous allez suivre tout à l'heure. On cède alors souvent à la tentation d'enfoncer au maximum la sonde-gouttière ; c'est inutile et peu sûr. Avant de charger la symphyse sur votre instrument, il faut faire au bistouri la voie sus-pubienne. Pour cela séparez en quelques coups les deux tendons des droits ; s'ils vous gênent par leur tension débridez-les par deux petites incisions transversales. Si derrière les droits vous trouvez un *adminiculum*, effondrez-le et quittez le bistouri pour prendre la sonde-gouttière. Celle-ci, maniée avec prudence et suivie de l'index gauche, gratte doucement de haut en bas la face postérieure de la symphyse. L'index peut la suivre mais non la précéder, car il est trop gros pour récliner les tissus sans déchirer les plexus veineux prévésicaux. La sonde, mince du bout et mousse, fait beaucoup mieux le travail, et elle le termine en montrant son bec dans la voie sous-pubienne que vous avez créée.

Retirez alors la sonde-gouttière et introduisez-la par le sous-pubis, elle saisit alors complètement la symphyse et protège les organes pelviens.

Pour trancher le pubis maintenant tout est bon, un bistouri à lame courte et *mince* passe toujours, à condition qu'on aide sa pénétration en divulsant les pubis par l'abduction des cuisses.

Si les pubis résistent, le ciseau frappé en viendra à bout. Quoi qu'il arrive, il n'y a jamais là de difficulté réelle.

Les pubis séparés, commandez à vos aides de faire l'abduction appuyée des cuisses. L'écartement commence.

Souvent il se fait inégalement, car l'une des articulations sacro-iliaques résiste. Mettez alors une des cuisses dans l'adduction et la flexion, tandis qu'on force l'abduction du côté qui résiste. On obtient ainsi facilement un écartement symétrique des deux tranches pubiennes.

Jusqu'où peut-on pousser l'écartement ?

Cela dépend en partie de l'élasticité des tissus de la femme. A partir de 4 centimètres mettez le doigt dans la plaie ; si les tissus trop tendus menacent déchirure, limitez l'écartement. Continuez si cela est nécessaire jusqu'à 6 centimètres dans les cas où l'élasticité des tissus le permet.

On peut, après la symphyséotomie, tenir deux conduites : ou bien attendre la sortie spontanée de l'enfant, ou bien appliquer le forceps. Nous conseillons cette dernière méthode afin de pouvoir fermer la plaie le plus rapidement possible. Il est bien entendu que le forceps doit être manié là avec une délicatesse particulière, car c'est à lui que sont dues la plupart des déchirures de la paroi vaginale antérieure.

L'enfant sorti, lavez-vous soigneusement les mains et retournez à votre plaie chirurgicale. Ramassez tous les tissus fibreux prépubiens dans trois grands points au catgut fort que vous serrez fortement pendant que vos aides maintiennent ferme le contact bi-pubien. Enfin fermez la peau avec quelques points au crin de Florence. Pansez avec de la gaze et de l'ouate stérilisées. Un bandage en T maintiendra le pansement pré-pubien tandis qu'une ouverture inférieure, au niveau de la vulve, permettra les pansements vaginaux. Les deux pubis seront de plus maintenus au contact par un épais bandage de flanelle fortement serré.

Résumons maintenant ce qu'on peut obtenir de la symphyséotomie :

Dans la pratique on a affaire à deux variétés de bassins viciés : le bassin coxalgique où l'obstacle est au détroit inférieur et le bassin rachitique où l'obstacle est au détroit supérieur.

Dans le cas de bassin coxalgique il y a, entre l'écartement des pubis et l'agrandissement du détroit inférieur un gain de 100 pour 100. Dans le second cas, celui d'un bassin rachitique, le rapport entre l'écartement pubien et l'agrandissement au détroit supérieur est de 1 à 3. Ce qui revient à dire qu'au cas d'obstacle par bassin vicié, chez une coxalgique, en écartant de 2 centimètres le seul pubis qui se mobilise, on gagne 2 centimètres pour aider au passage de la tête, et chez une rachitique, pour un écartement de 6 centimètres on gagne 2 bons centimètres.

C'est au praticien de savoir appliquer ces données à chaque cas particulier.

J) Opération césarienne

La description de l'opération césarienne est des plus simples ; son exécution cependant réclame la réunion d'un certain nombre de conditions qui, du moins à notre époque, tendent malheureusement et honteusement à en restreindre presque uniquement la pratique aux chirurgiens de profession, car hélas les connaissances vraiment chirurgicales sont peu répandues malgré tous les progrès réalisés en médecine opératoire et en asepsie, soit que les médecins praticiens négligent trop cette science pourtant si utile, soit que la science officielle n'arrive point, par ses seules ressources. à créer un courant suffisant à diffuser et à faire aimer par tous, cette science divine qui à nom chirurgie, en mettant les élèves à même de pratiquer personnel-

lement sur le vivant, sous la direction de maîtres compé
tents, après un stage opératoire suffisant de leçons cada-
vériques, les opératious les plus indispensables à connaître.

Tout d'abord il faut avoir l'habitude des laparotomies.
Ouvrir un ventre pour extraire un enfant d'un utérus
gravide, c'est s'engager à ne pas inoculer le péritoine
avec ses compresses, ses mains, ses instruments, c'est,
en un mot, être capable de se conduire comme le plus
scrupuleux et le plus aseptique des chirurgiens. Cela demande une certaine habitude de la vraie chirurgie et un
aide dont les mains soient sûres.

Beaucoup d'accoucheurs jugent l'opération césarienne
du point de vue de leur asepsie très relative, et de ce
point de vue tout leur paraît préférable à l'ouverture de
l'abdomen. En fait, le plus grand nombre des opérations
césariennes, au moins en France, ont été faites par des
médecins incontestablement habiles mais qui n'étaient pas
des professionnels de la chirurgie. Il en est résulté que
leurs statistiques sont peu favorables, et que la césarienne
est trop souvent considérée comme un pis-aller, comme
une dernière ressource. Nous nous efforcerons de démon-
trer plus loin, au chapitre des « Bassins viciés », que toute
autre doit être la conception moderne.

L'opératiou césarienne proprement dite est conserva-
trice, elle laisse l'utérus dans la cavité abdominale après
l'extirpation du fœtus. Il est des cas où, soit à cause d'une
rupture utérine, soit à cause d'une infection produite par
des manœuvres antérieures, cette conservation est impossible. On doit faire alors, soit l'amputation sus-cervicale
(opération de Porro), soit l'hystérectomie abdominale
totale. On a comparé bien à tort les survies données par
ces trois opérations. C'est là méconnaître un fait essentiel ;
la césarienne peut être, dans la majorité des cas, une opé-

ration sans aucun caractère d'urgence, faite posément sur un utérus aseptique avant tout commencement de travail ; le Porro et l'hystérectomie totale, au contraire, sont destinés à parer extemporanément à un accident au cours du travail.

L'outillage nécessaire est des plus simples. Ayez des compresses et des serviettes bouillies, de l'eau bouillie pour faire vos solutions antiseptiques et pour vos lavages, un bistouri, des pinces à forcipressure, un ou deux clamps, une aiguille à sutures, et vous serez prêt.

Certains chirurgiens emploient le plan incliné de Trendelenburg, la pratique montre qu'il est inutile.

Une bonne précaution consiste à injecter de l'ergotine pendant que l'on anesthésie la malade, trois ou quatre minutes avant l'incision de la paroi. Cela diminue considérablement l'hémorrhagie au moment de l'incision utérine. Un centimètre cube de la solution titrée d'Yvon suffit.

Faites laver longuement la paroi avec une brosse, du savon, de l'eau bouillie, par un aide aux mains aseptiques. Que ce brossage déborde en tous sens l'incision, vers l'appendice xyphoïde, vers les flancs, vers les grandes lèvres, sur la racine des cuisses. Sept à huit minutes de ce nettoyage sont indispensables.

Pendant ce temps vous aseptisez vos mains : brossage de 10 minutes dans l'eau bouillie souvent renouvelée, brossage à l'alcool, immersion dans une solution antiseptique.

Renvoyez alors l'aide qui savonne et terminez *vous-même* le nettoyage de la paroi. Chassez le savon sous un jet de liquide antiseptique exprimé d'une compresse, frottez vigoureusement avec de l'éther, puis avec de l'alcool.

Disposez tout autour du champ opératoire des serviettes stériles, laissant à découvert juste la place de l'incision ; ou mieux, si vous disposez d'une très grande serviette, couvrez tout et faites une fente au point où vous voulez opérer.

Avant de commencer, jetez encore un coup d'œil autour de vous. Voyez si toutes les cuvettes qui serviront ont été soigneusement flambées, demandez de nouveau si la femme a été sondée, ayez vos instruments à votre droite, une cuvette d'un liquide antiseptique à votre gauche pour vos mains. Les compresses et les serviettes bouillies sont du côté de l'aide.

Cette vérification faite, incisez la paroi sur la ligne médiane. Passez autant que possible dans l'interstice de vos droits. Arrêtez-vous à 4 ou 5 centimètres des pubis, et en approchant de cette région inférieure, pensez à la vessie. La graisse sous-péritonéale apparaît, saisissez le péritoine avec une pince à griffes, ponctionnez le pli ainsi formé : vous êtes dans la cavité abdominale. Sur votre doigt, avec les ciseaux, agrandissez l'ouverture dans les deux sens. L'utérus gravide vient saillir fortement dans la plaie.

Garnissez alors tout le pourtour de l'utérus avec des compresses ou des serviettes glissées entre lui et la paroi abdominale. Soignez cette garniture, n'épargnez ni le temps, ni les compresses. Il faut, autant que possible, que le sang et le liquide amniotique ne coulent point dans le ventre.

L'incision de la paroi utérine est la terreur des accoucheurs. Presque tous craignent, à ce moment, une hémorrhagie formidable. Sachez que beaucoup d'opérations chirurgicales saignent davantage, et qu'avec la précaution de l'ergotine et à condition d'aller vite, il n'y a rien à craindre de bien sérieux et rien à faire de plus que d'être rapide.

On a parfois recommandé la déchirure du tissu utérin

comme exposant moins à l'hémorrhagie que l'incision. C'est une erreur absolue. Un utérus ainsi déchiré saigne autant, sinon plus, et se recoud beaucoup plus mal.

Votre incision doit être médiane et antérieure, ce qui ne veut pas dire que vous couperez l'utérus à égale distance de ses deux bords, car l'utérus gravide subit une torsion.

Incisez donc sur une longueur de 15 à 18 centimètres. Dès que vous êtes dans la cavité, saisissez les lèvres de votre incision avec des pinces et faites tirer par votre aide pour que le liquide coule au dehors et non dans le ventre.

Saisissez alors le fœtus, tirez-le au-dehors, et avec la main décollez rapidement le placenta et les membranes. Dès ce moment, l'utérus commence à se rétracter et l'hémorrhagie diminue.

Avec la pointe d'une pince, bourrez dans l'utérus une mèche de gaze qui sort à travers le col jusque dans le vagin. Jetez cette pince qui s'est promenée dans des endroits suspects. Il vous reste à faire la suture, faites-là en deux plans :

1° Un plan à points séparés au catgut fort, prenant toute l'épaisseur.

2° Un plan en surjet au catgut moyen, faisant un bon adossement séro-séreux.

La paroi abdominale sera refermée en un seul plan fait soit au fil d'argent, soit avec de la grosse soie.

Pansement aseptique, bandage de corps bien serré, sous-cuisses pour empêcher l'ascension du bandage.

Si votre opérée a perdu une quantité notable de sang, faites-lui du sérum et une injection de caféine et d'éther. Retirez les fils le 8ᵉ jour.

Nous ne décrivons ici ni l'opération de Porro, ni l'hystérectomie abdominale totale. La Porro consistait en effet en une amputation de l'utérus au-dessus d'un lien élastique ; et du moignon ainsi constitué on faisait un pédicule externe. Avec les idées chirurgicales actuelles, ce serait une faute de pratiquer ainsi cette opération. On doit substituer au Porro l'hystérectomie subtotale que nous décrivons avec l'hystérectomie totale dans la deuxième partie de cet ouvrage.

K) Délivrance artificielle

Lorsque l'enfant est extrait, que le cordon ne bat plus depuis quelques instants, on place une ligature sur le cordon, à 6 centimètres environ de l'ombilic de l'enfant, on sectionne le cordon à 4 ou 5 centimètres en dehors de cette ligature ; puis on place un deuxième lien au niveau de la vulve de la femme ; cette ligature, sorte de manomètre, indiquera les variations du placenta, son décollement, sa descente.

Si au bout d'une heure la délivrance n'est pas effectuée, on pratiquera le toucher pour s'assurer de l'état de l'orifice interne (il ne faut pas attendre qu'il ne soit plus perméable) et de la position du placenta. Il est bien entendu qu'avant de faire l'accouchement on se sera rendu compte si l'on ne se trouvait point en présence d'un placenta prœvia. Si l'on trouve le placenta au niveau de l'orifice interne, le placenta n'étant pas prœvia, il faut attendre, car il est décollé, il s'engagera dans un temps plus ou moins long et sera expulsé. Dans le cas de placenta prœvia ou lorsque le placenta ne sera pas décollé, on pratiquera la *délivrance artificielle* : la femme étant endormie et dans la position obstétricale, l'accoucheur introduira la main droite, les doigts en forme de cône, dans le vagin (les précautions antiseptiques doivent être rigoureusement prises) puis pénètrera dans l'utérus par l'orifice interne ; si on avait attendu trop longtemps et que ce dernier ne fût plus perméable, on le dilaterait avec le ballon de Champetier de Ribes ; pendant que la main gauche appuiera à l'extérieur sur le fond de l'utérus pour le maintenir, la main droite s'insinuera entre l'utérus et le placenta qu'elle détachera ; lorsque le décollement sera complet, on saisira le placenta à pleine main et on l'extraira. On pratiquera une injection intra-utérine faiblement antiseptique, très chaude, que l'on renouvellera pendant quelques jours quotidiennement.

Dans une délivrance normale, si on s'apercevait qu'il manquât quelques membranes ou cotylédons, on serait autorisé à les extraire par le même procédé, c'est-à-dire en introduisant la main, car leur rétention pourrait amener des accidents septicémiques graves ; on pourrait également dans ce cas avoir recours au curettage, que l'on est même quelquefois obligé de pratiquer lorsque l'on ne parvient pas à extraire tous les cotylédons.

L) Saignée

La saignée ou phlébotomie est une petite opération dont les anciens médecins ont trop abusé et que les modernes délaissent trop ; comme toujours, *in medio stat virtus*, et nombreuses sont encore ses indications. Nous ne citerons que celles qui ont trait à l'obstétrique qui seule nous occupe ici. Beaucoup de praticiens actuellement n'en ont jamais ni pratiqué, ni vu faire.

Indications. — Éclampsie puerpérale.

Manuel. — On la pratique presque toujours maintenant

au pli du coude, c'est du reste pour ainsi dire son lieu d'élection.

La malade étant sur son lit, couchée, la région lavée, brossée, aseptisée avec soin, on place, à 4 travers de doigt environ au-dessus du pli du coude, une forte bande de toile qui doit comprimer fortement la région afin de s'opposer au reflux sanguin dans les veines superficielles du bras, que l'on verra grossir à vue d'œil, mais la constriction ne doit pas être assez forte pour arrêter les battements artériels, car alors la circulation serait arrêtée entièrement et la saignée illusoire ou impossible. On se rendra compte du degré de force qu'il faudra employer en prenant le *pouls qui doit battre*.

Lorsque les veines seront turgescentes, on choisira au coude la médiane basilique que l'on ouvrira largement au bistouri parallèlement à son axe, le dos de la lame tourné en bas afin d'éviter de blesser l'humérale ; pendant la durée de la saignée on remuera fortement les doigts de la main de la malade pour aider l'écoulement.

Selon les indications on retirera 500 à 800 grammes que l'on recueillera dans une palette spéciale ou un vase gradué. On enlèvera ensuite le lien constricteur, on appliquera sur la plaie un pansement antiseptique compressif que l'on maintiendra quelques jours en place. La saignée faite, on injectera 500 à 1000 grammes de sérum artificiel qui, outre son action fortement sthénisante, aidera à l'évacuation des toxines en les diluant fortement.

IV

Indications diverses

Nous divisons ici les diverses indications que l'accoucheur doit connaître en indications de cause maternelle et indications de cause fœtale. Cette classification, arbitraire en apparence, devient légitime si l'on est convaincu que, grouper en un seul chapitre tout ce qui se rapporte aux mécanismes anormaux de l'accouchement, c'est éviter des redites et augmenter la clarté. D'autre part, le même bénéfice sera acquis en réunissant dans une première partie tout ce qui appartient plus particulièrement à la pathologie maternelle.

Il est bien entendu qu'un tel ordre n'a rien d'absolu, et que l'on pourrait discuter indéfiniment la question de savoir si l'insertion vicieuse du placenta est due plutôt aux qualités particulières de l'utérus qu'aux qualités de l'œuf.

A) INDICATIONS DE CAUSE MATERNELLE

1. Placenta prœvia

Le placenta prœvia ou insertion du placenta sur le segment inférieur de l'utérus est trop peu connu dans sa cause pour qu'on puisse indiquer un traitement prophylactique. Disons cependant que les observations de Pinard semblent prouver que des trépidations fréquentes (chemin de fer) exercées au début de la grossesse semblent en favoriser la production.

Parmi les diverses conséquences de l'insertion vicieuse, tant pendant la grossesse que pendant le travail, une seule : l'hémorrhagie, nous intéresse spécialement ici. Les autres : rupture prématurée des membranes, accouchement prématuré, défaut d'accommodation, sont traitées dans d'autres chapitres.

L'hémorrhagie se produit pendant la grossesse ou pendant le travail.

Pendant la grossesse et quel que soit l'âge de celle-ci, il faut recommander, si l'hémorrhagie est légère, le repos au lit le plus absolu et des injections vaginales chaudes à 48°. On ne doit, bien entendu, en aucun cas, prescrire l'ergotine et encore moins recourir au tamponnement qui est difficile à pratiquer, bien pénible pour la malade, gênant pour la miction ou la défécation, enfin traumatisant pour le vagin. Si les hémorrhagies restent peu abondantes et espacées, continuez le même traitement, mais ayez l'œil sur la malade et, dès que les pertes deviennent dangereuses, intervenez. Pour cela, rompez les membranes, vous supprimerez du coup le tiraillement qui cause l'hémorrhagie. La rupture artificielle des membranes doit être faite dans la position gynécologique, après désinfection soignée de la vulve et du vagin. Un ou deux doigts sont introduits à travers le col jusqu'aux membranes, munis du perce-membrane qui peut être une paire de ciseaux, une aiguille à tricoter métallique. L'ouverture faite, il faut l'agrandir pour éviter tout tiraillement. En général, l'hémorrhagie s'arrête et le travail débute rapidement. Si le travail se fait attendre, garnissez la cavité vaginale de gaze pour éviter l'ascension des germes, gardez la femme au lit, surveillez les caractères du liquide qui s'écoule et la température. Dès qu'il y a menace d'infection, ou si, malgré tout, l'hémorrhagie continue, précipitez les choses en mettant le ballon de Champetier qui remplit le double but de provoquer le travail et d'arrêter l'hémorrhagie.

Pendant le travail, la conduite à tenir est à peu près identique. L'hémorrhagie est-elle peu abondante ? Faites des injections vaginales chaudes jusqu'à la dilatation complète. L'hémorrhagie est-elle sérieuse ? Rompez les membranes, en ayant soin, bien entendu, d'éviter les cotylédons placentaires et de faire une déchirure très large.

Il est des cas où, malgré cette rupture artificielle, la perte de sang continue. Mettez alors le ballon de Champetier, et la dilatation étant complète, terminez par le forceps. Au cas où il existe une présentation du siège, on peut, si la dilatation permet de saisir un pied, se passer du ballon dilatateur, car le pied, abaissé et maintenu par un lac, fait tampon hémostatique.

Enfin s'il y a une présentation de l'épaule avec possibilité d'introduire deux ou trois doigts, il est parfois possible, en s'aidant d'une main abdominale, de faire une version par manœuvres combinées et d'abaisser un pied tampon.

Sachez que, l'expulsion terminée, vous aurez à craindre des hémorrhagies au moment de la délivrance. Dans aucun cas, ne tirez sur le cordon ; attendez la délivrance spontanée si la malade saigne ; faites la délivrance artificielle suivie d'une injection intra-utérine si la malade saigne beaucoup.

Pensez à votre sérum artificiel qui doit être toujours prêt.

2. Môle hydatiforme

Le médecin, dans le cas de môle hydatiforme, est consulté soit à l'occasion d'hémorrhagies se produisant au deuxième ou au troisième mois de la grossesse, soit à l'occasion de l'expulsion de la môle elle-même.

Dans le cas d'hémorrhagie, des injections vaginales chaudes, quelquefois le tamponnement du vagin, peuvent suffire. Dès que les pertes de sang deviennent menaçantes, il faut pratiquer l'avortement ou l'accouchement prématuré par les moyens ordinaires. On a dit que les ballons dilatateurs produisaient parfois la rupture utérine et l'on a conseillé comme méthode de choix le curettage. C'est là une opinion singulière ; qui ne comprend, en effet, qu'un curettage, même très prudent, est plus dangereux pour la paroi utérine qu'une compression étendue faite par un ballon ?

Au moment de l'expulsion de la môle, on peut trouver la tumeur nettement limitée par une membrane enveloppante, auquel cas il n'y a qu'à laisser la femme au repos. Mais souvent la môle est expulsée par portions. Certains auteurs recommandent alors de temporiser. Il est plus logique de dilater le col autant que possible et de faire un curage digital ou instrumental.

Si, soit spontanément, soit au cours des manœuvres, l'utérus se rompait, il faudrait se conduire comme nous le conseillons au chapitre : « Rupture de l'utérus ».

3. Hydramnios

Des traitements généraux divers ont été préconisés contre l'hydramnios aiguë et chronique. Sans parler des purgatifs et du sulfate de quinine dont l'usage est à peu près abandonné aujourd'hui, il est certain que Pinard a souvent obtenu des résultats excellents par l'emploi systématique de l'iodure de potassium et du mercure.

Il nous semble cependant que le traitement lacté soit le seul qui puisse, avec une certaine utilité, être appliqué à tous les cas. Tant que les troubles de compression ne donnent pas une gêne très sérieuse, on peut attendre. Mais, dès qu'ils deviennent un danger pour la femme, il faut rompre les membranes. En général, le travail suit rapidement cette intervention. Si cependant il ne se produit pas, si surtout le liquide amniotique se reproduit, il faut provoquer l'accouchement en suivant la technique connue.

Dans les cas où il a été possible d'attendre le terme de la grossesse, on ne doit pas, au moment du travail, abandonner l'accouchement à lui-même. La paroi utérine surdistendue se contracte en effet très mal. On doit rompre les membranes, ce qui permet de limiter l'écoulement du liquide pour empêcher la procidence du cordon ou d'une petite partie fœtale, ce qui permet aussi d'aider à l'engagement de la tête ou de faire la version au cas d'une présentation vicieuse.

4. Avortement

Il y a un traitement prophylactique de l'avortement quand, dans l'histoire de la femme examinée, on trouve un ou plusieurs accidents du même genre. Ce traitement, s'il y a des raisons de penser à la syphilis paternelle ou maternelle, consistera en iodure de potassium et en mercure. Dans les autres cas, on fera bien de conseiller un repos aussi complet que possible pendant les premiers mois de la grossesse et surtout aux moments qui coïncident avec l'époque ordinaire des règles. On ferait, si cela était possible, cesser le travail des femmes emp'oyées à des métiers insalubres (cigarières, allumettières, caoutchoutières, ouvrières en fleurs artificielles, etc.) où l'emploi de matières toxiques telles que la nicotine, le phosphore, le sulfure de carbone, le plomb, provoque souvent l'avortement.

Assiste-t-on au *début* d'un avortement ? Si l'œuf est intact, s'il n'y a pas d'incident particulier, il faut chercher à faire disparaître les contractions utérines. Dans ce but, outre le repos au lit, la tête basse et les reins élevés, il faut administrer soit de la morphine en injection sous-cutanée, soit des lavements laudanisés ou chloralés.

Ces moyens palliatifs sont souvent inefficaces et l'avortement suit son cours. Si le contenu utérin est complètement expulsé, que cela se soit fait en un temps ou en deux temps, la conduite est la même : il faut se contenter d'une bonne injection vaginale et d'une obturation de la vulve à l'ouate stérilisée. Exception doit être faite cependant pour les cas où l'œuf est resté longtemps ouvert et où son contenu s'est altéré. L'injection intra-utérine est alors de rigueur.

Souvent le fœtus est expulsé seul et le *placenta* reste. Il y a eu longtemps discussion sur la conduite à tenir dans ces cas. Tant que, faute d'asepsie, le curage de l'utérus a été une opération hasardée, il a été permis de défendre avec d'excellents arguments, l'expectation. Mais aujourd'hui où les conditions opératoires sont changées, on peut dire que pour un accoucheur propre, *il y a toujours danger à laisser du placenta dans l'utérus et jamais à le retirer*. Dans tous les cas de rétention, faites donc, suivant les indications, soit le *curage digital*, soit *le curettage instrumental*, pratiquez une bonne injection intra-utérine et draînez le col. Les jours suivants, à la moindre menace de température, refaites l'injection et renouvelez le draînage.

Deux sortes d'accidents compliquent l'avortement : l'hémorrhagie, l'infection.

Si l'*hémorrhagie* se produit quand l'œuf est encore intact, essayez successivement les injections vaginales chaudes, la rupture des membranes, la dilatation par le ballon de Champetier. L'hémorrhagie est-elle due au contraire à la rétention placentaire? Il n'y a qu'un traitement : le curage de l'utérus et de préférence le curage digital.

Quant aux accidents de septicémie, ils créent une indication des plus nettes. Il faut curetter, toucher la paroi avec un antiseptique fort, faire des injections intra-utérines au moins deux fois par jour, et surtout *draîner* avec soin l'utérus.

Dans tout ce qui précède nous avons supposé, pour la commodité de l'exposition, que le médecin assistait aux différents temps de l'avortement. Dans la pratique ordinaire, les choses se présentent tout autrement :

On vous met en présence d'une femme qui était enceinte, qui a perdu brusquement des « caillots », et vous n'avez aucun détail sur ce qui est sorti de l'utérus et sur ce qui peut y être demeuré. Allez-vous, dans ces conditions, compléter votre diagnostic en faisant une exploration intra-utérine ? Cela est inutile, si la femme ne perd pas ou si elle n'a pas de température.

Contentez-vous de savonner les organes génitaux, de donner des injections vaginales et d'obturer la vulve. Maintenez naturellement la malade au lit avec une alimentation modérée, surveillez la température, et, à la moindre ascension thermique, opérez.

Il est inutile de rappeler ici que toutes les manœuvres intra-utérines dont nous avons parlé, sauf l'injection intra-utérine, doivent se faire avec anesthésie.

5. Grossesse extra-utérine

Aujourd'hui où les moyens palliatifs, employés jadis contre la grossesse extra-utérine, ne sont plus de mise, on peut dire que nous nous trouvons en présence ici d'une pure question de chirurgie.

En principe toute grossesse ectopique diagnostiquée doit être extirpée. Il n'en résulte pas qu'un accoucheur, s'il n'est point chirurgien, doive forcément se charger d'une pareille opération. Le gynécologue est là pour lui prêter un utile concours, et il est prudent d'y recourir chaque fois que l'on n'est pas rompu soi-même à la pratique de la chirurgie abdominale.

Quel que doive être l'opérateur, il faut connaître d'avance les grandes lignes des diverses interventions qui s'appliquent aux divers cas.

La grossesse extra-utérine apparaît au clinicien sous

3 aspects. Tantôt on a le *kyste fœtal*, tantôt on a une grossesse rompue qui prend alors les modalités de l'*hématocèle* ou de l'*inondation péritonéale*.

Kyste fœtal. — Tout dépend de son âge. S'il approche du terme et si l'enfant vit, on est autorisé à attendre le huitième mois. Cela donne des chances de survie au fœtus, mais cela doit être absolument réservé aux cas où aucun danger immédiat ne menace la mère.

Si le fœtus vient de mourir, on peut attendre utilement quelques semaines. Pendant ce temps, le kyste devient moins vasculaire et l'intervention coûtera moins de sang à l'opérée.

On peut donner comme règle que, dès que l'opération est résolue, la seule voie à choisir, la seule qui soit sûre et permette dans tous les cas de la mener à bien et de la terminer, est la voie abdominale. Aller par la voie vaginale, c'est vouloir, de parti pris, faire une chirurgie aveugle ; c'est s'exposer à une hémorrhagie dont on ne se rendra maître que par la voie haute.

Le ventre étant ouvert avec les précautions ordinaires, on fera l'extirpation du kyste dans le cas où les adhérences ne créent pas une impossibilité. Dans le cas contraire on marsupialisera la poche. Cette dernière conduite a le double désavantage d'exposer à l'éventration ultérieure et de retarder considérablement la guérison.

Hématocèle. — Il y a eu une douleur brusque, des signes d'hémorrhagie interne, les culs-de-sac vaginaux bombent, surtout le postérieur, parfois vous sentez un plastron abdominal ; si le pouls est bon, s'il n'y a pas de température, si la malade se laisse remonter par des injections de sérum, attendez. Tout peut, avec le repos au lit, s'amender et disparaître.

Au cas où ultérieurement la collection sanguine s'infecterait, faites la colpotomie.

Au cas où l'hémorrhagie se reproduirait et deviendrait menaçante, la laparotomie et l'extirpation de la grossesse ectopique deviennent nécessaires.

Inondation péritonéale. — Là, toute distinction entre gynécologue et accoucheur n'a plus aucun sens. Si vous êtes seul, et si vous savez vous laver les mains et tenir un bistouri, il faut marcher. Hésiter, s'abstenir, c'est condamner une femme à mort.

Avant et pendant l'opération faites du sérum, de l'éther, et de la caféine. Préparez un plan incliné. (Voir dans la 2e partie : position de Trendelenburg,. Mettez votre malade dans la position déclive.

Dès l'incision de la paroi, le ventre apparait rempli de caillots, prenez-les à pleines mains et jetez-les dehors. Faites vite, car pendant ce temps le sang sourd encore du petit bassin. Isolez votre intestin avec des compresses et jetez les yeux sur l'utérus et ses annexes. Saisissez les annexes utérines l'une après l'autre. Parfois vous tombez d'abord sur celle qui est saine, parfois aussi vous prenez d'emblée celle qui est rompue. Faites-en rapidement le tour en rompant les adhérences. Tirez-la au dehors, saisissez son pédicule dans un clamp et coupez là d'un coup de ciseau.

Il vous reste à mettre un bon fil sur le pédicule, à nettoyer la cavité abdominale aussi complètement que possible avec des compresses stériles, enfin à mettre derrière l'utérus un drain qui sortira à la partie inférieure de la plaie abdominale.

Suturez la paroi en un seul plan, au fil d'argent ou à la grosse soie.

6. Bassins viciés

Le médecin n'a guère affaire, dans la pratique, qu'à deux sortes de bassins viciés : le bassin rachitique et le bassin coxalgique, qu'avec Litzmann nous considèrerons comme un bassin oblique ovalaire.

Bassin rachitique. — C'est au détroit supérieur et suivant le diamètre antéro-postérieur que se trouve l'obstacle. Normalement le diamètre utile à ce niveau mesure 11 centimètres, ce qui correspond à un diamètre promonto-sous-pubien (le seul mesurable) de 12 centimètres à 12 centimètres 1/2. Or, à moins d'avoir des doigts absolument exceptionnels, on ne sent pas, par le toucher vaginal, un promontoire ainsi placé. Dès que l'on sent le promontoire, c'est que le bassin est rétréci.

La mensuration du degré de rétrécissement est très simple. Qu'il vous ait fallu un seul ou deux doigts (index et médius) pour atteindre le promontoire, laissez à son contact l'extrémité du doigt qui a su l'atteindre; puis, appliquant fortement le bord radial du premier métacarpien sous le pubis, marquez avec l'index le point de contact. Mesurez la distance entre les deux points ainsi déterminés. Retenez 1 centimètre 1/2, et vous avez le diamètre utile.

De 11 centimètres à 9 cm., 5, laissez aller les choses ; le plus habituellement l'accouchement sera spontané, puisque chez un fœtus à terme, le diamètre bi-pariétal est de 9 cm., 5.

De 9 cm., 5 à 7 centimètres, l'accouchement est possible avec un enfant viable, à condition qu'on le provoque en temps utile. On fera donc, si l'on est consulté à temps, l'accouchement prématuré, d'autant plus près du 7e mois que l'on est plus près de 7 centimètres. La question de la symphyséotomie à terme se pose dans ce cas. Mais il est infiniment probable qu'après avoir consulté la famille, la conduite que nous conseillons sera choisie.

Dans les cas où il n'est plus temps de recourir à l'accouchement provoqué et dans ceux où la femme est en travail, on doit, tant que l'enfant est vivant, recourir à la symphyséotomie.

Il ne peut plus être question maintenant de basiotripsie sur un enfant vivant. Le seul problème est de choisir entre la symphyséotomie et la césarienne. Beaucoup d'accoucheurs français inclinent vers la symphyséotomie, c'est pourquoi nous le conseillons ici. Mais il n'y a dans ce précepte rien d'absolu. Tout dépend du tempérament et des aptitudes de chaque accoucheur.

De 7 centimètres à 4 centimètres il nous paraît que, consulté en temps utile, la conduite la plus sage est de provoquer l'avortement. S'il est trop tard, laissez venir la grossesse à terme et faites la césarienne. Nous ne conseillons pas la symphyséotomie parce que, même avec 7 centimètres, l'application du forceps produit trop souvent des lésions de la paroi vaginale antérieure et de la vessie.

Il est entendu que sur tout enfant mort, quel que soit le rétrécissement, on pratiquera la basiotripsie. Nous venons de résumer en quelques formules, forcément trop brèves, une foule de règles sur lesquelles on a discuté à l'infini et qui d'ailleurs diffèrent suivant les écoles. En France, les symphyséotomistes s'opposent systématiquement aux césariens, et chaque groupe a construit un ensemble de règles pratiques qui exclut la technique des autres.

La vérité est probablement des deux parts, *in medio stat virtus*, selon l'adage ; il faut savoir prendre aux uns et aux autres et surtout n'avoir jamais dans l'esprit, de ces règles inflexibles qui empêchent de profiter du hasard des cas particuliers.

Répétons cependant que la césarienne est encore une opération trop décriée chez nous. Entre les mains de chirurgiens tels que Léopold et Olshausen, et aussi entre les nôtres, elle a donné des résultats si excellents, qu'on peut dès maintenant se demander si, après avoir vu la symphyséotomie succéder à la basiotripsie sur enfant vivant, nous ne verrons pas dans tous les cas la césarienne remplacer la symphyséotomie, qui trop souvent laisse la femme invalide et incapable de tout travail par suite du prolapsus de ses organes génitaux urinaires.

Bassin coxalgique. — L'obstacle est, soit au détroit supérieur, à cause des rapports de la tête avec le petit diamètre oblique, soit au détroit inférieur à cause du rapprochement des ischions. De plus, la saillie de l'épine sciatique ou de productions osseuses sous-cotyloïdiennes gêne souvent la tête pendant sa progression dans l'excavation.

Etes-vous consulté de bonne heure? Faites l'accouchement prématuré.

Etes-vous consulté trop tard? Il y a deux cas à distinguer.

Si la tête est arrêtée au détroit supérieur, vous n'avez à choisir qu'entre la basiotripsie et la césarienne. Or nous ne vous conseillons guère de pratiquer une basiotripsie sur un enfant vivant. Nous éliminons la symphyséotomie car le bénéfice qu'elle donne dans les bassins obliques-ovalaires au détroit supérieur est très peu considérable. Farabeuf lui-même a conseillé l'ischio-pubiotomie! Cette opération, trop difficile pour le praticien, n'est pas à conseiller et, à part un cas, n'est pas entrée dans la pratique. Reste donc la césarienne : faites-la si l'enfant est vivant.

Si maintenant la tête est arrêtée au détroit inférieur,

vous ne pouvez guère songer à la césarienne puisque votre tête est fortement engagée, il faut donc choisir entre la basiotripsie et la symphyséotomie. Sachez que vous aurez aux pubis un écartement maximum de 3 centimètres, mais que vous retrouverez intégralement cet écartement au détroit inférieur. Prenez donc vos mesures aussi exactement que possible et ne considérez la basiotripsie que comme une ultime ressource.

7. Cancer du col

Tout cancer du col, à moins d'avoir envahi le pied des ligaments larges ou infiltré la vessie ou le rectum, doit être, à notre époque, l'objet d'une tentative d'extirpation radicale. Dans les premiers mois de la grossesse il est peut-être légitime de faire cette extirpation par le vagin, mais à partir de la fin du troisième mois, on doit considérer l'hystérectomie abdominale totale comme nécessaire. Cette dernière conduite est d'autant plus à conseiller, qu'en dehors de toute question de grossesse, pour le traitement radical du cancer du col, nous voyons partout l'hystérectomie abdominale totale se substituer progressivement à l'hystérectomie vaginale.

On trouve encore quelques accoucheurs qui pratiquent et enseignent la temporisation. Ils accordent cependant que l'accouchement sera des plus difficiles et que la grossesse donne un coup de fouet à l'évolution du cancer, mais ils n'en conseillent pas moins de traiter les hémorrhagies cervicales par un curettage prudent des fongosités cancéreuses et de pratiquer, s'il y a lieu, la césarienne.

Or, vous devez savoir qu'entre la césarienne pratiquée sur une femme affaiblie par des hémorrhagies, intoxiquée par le cancer, et l'hystérectomie totale sur la même femme encore forte et au début de ses lésions, la différence de mortalité opératoire ne sera certainement pas en faveur de la césarienne. Vous aurez donc laissé progresser la lymphangite cancéreuse pendant des mois, en sorte qu'arrivé au terme, si la survie du fœtus est encore aléatoire, vous avez du moins la certitude d'avoir perdu la femme.

A cette chirurgie systématique du cancer que nous conseillons il est cependant des exceptions. D'une part, si la néoplasie est, par son extension, inopérable, il faut faire la césarienne à terme. D'autre part, si la femme est observée seulement vers la fin de sa grossesse, il est permis de différer quelques temps l'opération radicale, de manière à assurer d'une manière complète la viabilité du fœtus.

8. Fibrome

Parmi les fibromes, les interstitiels surtout et les sous-séreux sessiles peuvent créer des difficultés à l'accouchement.

Si l'on observe la femme pendant sa grossesse, un toucher soigneux et répété, vaginal puis rectal, aidé d'une palpation abdominale attentive, permet dans beaucoup de cas de localiser le fibrome. On se rend compte alors approximativement des difficultés futures. Ces difficultés seront d'autant plus grandes que la tumeur sera en rapports plus intimes avec le segment inférieur et la paroi postérieure de l'utérus, et qu'elle sera, de plus, absolument irréductible de bas en haut. Dans ce cas il est utile de provoquer l'accouchement à une époque où le fœtus est viable.

Si la découverte du fibrome est faite pendant le travail, il faut d'abord tenter de laisser évoluer les choses naturellement. Au cas où l'accouchement serait impossible et l'enfant vivant, la césarienne serait indiquée ; au cas enfin où l'enfant serait mort, on pratiquerait la basiotripsie.

Il faut savoir que des fibromes du col ou du segment inférieur faisant saillie dans le vagin ont pu être utilement extirpés au début du travail.

Des polypes utérins sont quelquefois expulsés au devant de la tête fœtale. Si leur pédicule se rompt, on observe parfois des hémorrhagies abondantes.

Si l'accoucheur est appelé, alors que le pédicule tient encore, il est simple d'en pratiquer la ligature et la section.

9. Kystes de l'ovaire

Posons tout de suite en principe qu'on doit abandonner la ponction, aussi bien pendant la grossesse que *pendant le travail*. C'est là une méthode désormais historique qui, dans les cas les plus bénins, peut donner des résultats déplorables.

Pendant la grossesse, l'extirpation est le traitement idéal du kyste de l'ovaire dès que le diagnostic a été posé. L'opération doit être faite *immédiatement* pendant les cinq premiers mois de la grossesse ; plus tard il faut la différer jusqu'au moment où, dans le cas d'un avortement, l'enfant naîtrait viable.

Pendant le travail, si la tumeur ne gêne point l'accouchement, il n'y a bien entendu qu'à attendre. Dans le cas contraire, il faut faire la césarienne et en profiter pour extirper le kyste. La basiotripsie et l'embryotomie seront réduites comme d'habitude aux cas où l'enfant est mort.

10. Tumeurs du vagin

Très variables comme nature, elles sont peu fréquentes dans la pratique. On rencontre des kystes hydatiques, des kystes séreux, des épithéliomas, etc.

Pour les kystes observés au cours de la grossesse, l'expectation est un très bon système. Une ponction au passage de la tête permettra de lever l'obstacle. Pour les épithéliomas, la conduite à tenir est différente, il faut autant que possible pratiquer l'extirpation dès que le diagnostic est établi. Dans tous les cas où, au moment de l'accouchement, il existerait une surface vaginale ulcérée, il faudrait redoubler de précautions pour assurer l'asepsie du vagin. Les attouchements au chlorure de zinc, à la teinture d'iode, les tamponnements à la gaze iodoformée, rendent alors de grands services.

On peut ranger parmi les tumeurs du vagin les thrombus qui se produisent soit par rupture de varices, soit par décollement profond de la muqueuse vaginale. Quelle que soit, dans ces cas, l'importance de l'épanchement sanguin, il n'y a jamais à redouter d'obstacle sérieux pour la tête, et l'on n'est autorisé à inciser qu'au cas de suppuration.

11. Eclampsie

Les accoucheurs, dans beaucoup de pays, en sont resté à un traitement traditionnel de l'éclampsie, traitement que, malgré les apparences, on peut qualifier de purement symptomatique. Exception doit être faite, bien entendu, pour le traitement prophylactique, qui est rationnel et qui doit être conservé : nous voulons parler de la nécessité du régime lacté dans tous les cas d'albuminurie observés pendant les derniers mois de la grossesse. C'est d'ailleurs un point sur lequel nous ne reviendrons pas : il est du devoir le plus impérieux du médecin d'examiner les urines de toute femme qui consulte pour sa grossesse, et de lui faire comprendre que ces examens doivent être répétés périodiquement.

En dehors de ce point sur lequel tout le monde est d'accord, et qui correspond à une heureuse vérification expérimentale, commence ce que nous avons appelé plus haut un traitement *purement symptomatique.*

Ce qui frappe le plus dans l'éclampsie, ce qui, en apparence, met la femme en danger, ce sont les accès. C'est donc contre les accès que, la plupart du temps, ont été dirigés tous les efforts. De là est né chez les Allemands l'emploi abusif de la morphine et, chez les Français, l'usage trop souvent intempestif des lavements de chloral et des inhalations de chloroforme.

Il semble cependant bien établi maintenant que l'éclampsie est le résultat d'une auto-intoxication comparable, sinon identique, à ce que l'on nomme en médecine : les formes convulsives de l'urémie. Lutter contre l'accès, c'est donc lutter contre l'effet et non contre la cause. Donner du chloroforme et du chloral qui sont des toxiques, c'est augmenter l'intoxication générale alors qu'il serait beaucoup plus rationnel de vouloir la diminuer.

Le traitement rationnel est la saignée qui débarrasse l'organisme d'une certaine quantité de toxines, et la dilution des toxines qui restent dans le sang par des injections de sérum artificiel.

Au moment des accès on peut quelquefois s'abstenir de tout traitement; si cependant on veut, au moins momentanément, calmer la malade, les injections sous-cutanées de morphine constitueront un remède plus facile à manier que le chloroforme et surtout moins dangereux pour le rein.

En résumé, pour ce qui est du traitement *médical* de l'éclampsie, il faut se borner au régime lacté, aux saignées suivies *toujours* d'injections de sérum, enfin aux injections de morphine dans le cas d'accès particulièrement graves ou mouvementés.

Quant au traitement *obstétrical* il diffère pendant la grossesse et pendant le travail.

Pendant la grossesse, on a parfois provoqué le travail prématurément. C'est là une conduite des plus illogiques, car, à une toxicité sanguine donnée, et qu'il faudrait déjà diminuer, on va, par la fatigue musculaire de l'accouchement, ajouter une quantité considérable de toxines. C'est d'ailleurs là un point qui devrait être universellement admis, puisque en 1893, dans une discussion célèbre de l'Académie de Médecine, tous les orateurs ont été d'avis, qu'en règle générale, chez une femme éclamptique, au cours de la grossesse, il ne fallait recourir ni à l'accouchement provoqué, ni à l'accouchement forcé.

Pendant le travail, il y a intérêt à ne laisser l'organisme de la femme se fatiguer que le moins possible. Si donc l'accouchement spontané ne se produit pas rapidement (ce qui arrive plus souvent qu'on ne croit), dilatez avec un ballon de Champetier, faites un forceps si vous avez un sommet, une version dans le cas contraire.

Gardez-vous cependant d'intervenir aveuglément dans tous les cas, car il est inutile de traumatiser et de risquer d'infecter une femme qui spontanément accouchera peut-être très vite.

Lorsque la femme meurt sans être accouchée, si la dilatation est suffisante, on extrait l'enfant par les voies naturelles ; si cette extraction présente quelque difficulté et que l'enfant soit vivant, on pratique l'opération césarienne « post mortem ».

12. Ruptures de l'utérus

Les ruptures de l'utérus peuvent se produire pendant la grossesse ou pendant le travail. Les premières sont excessivement rares et sont dues à une plaie pénétrante de l'abdomen ou à une déchirure spontanée d'un point faible de la paroi utérine, par exemple une cicatrice d'opération césarienne. On se trouve alors en face de signes qui sont, soit ceux d'une hémorrhagie interne, soit ceux d'une plaie pénétrante de l'abdomen. La laparotomie est le seul traitement. La plaie est-elle petite? On fera une simple suture, autant que possible en deux plans. La plaie est-elle grande ? Le plus sûr sera de faire une hystérectomie sus-vaginale. Mais c'est là plutôt l'œuvre d'un chirurgien que celle d'un accoucheur.

Les ruptures observées en obstétrique se produisent au cours du travail. Une version dans un utérus contracturé, un forceps brutal au détroit supérieur, une faute au cours d'une basiotripsie, une dilatation manuelle du col trop hâtive, en sont les causes ordinaires.

Tout d'abord il faut considérer comme constituant une classe bien à part les déchirures du segment inférieur. En général elles ne font pas communiquer la cavité utérine avec la cavité abdominale, l'éclatement et l'épanchement de sang consécutif se font dans le ligament large. Le traitement de ces cas est des plus simples.

On doit finir l'accouchement le plus rapidement possible : forceps ou version d'abord, délivrance par expression ou même délivrance artificielle ensuite. Il est inutile et même dangereux de faire une injection intra-utérine. On se bornera à bourrer la plaie et l'utérus avec de la gaze aseptique de manière à assurer en même temps l'hémostase et le draînage. Le pansement ainsi fait sera renouvelé quotidiennement jusqu'à guérison.

Les autres ruptures utérines produites au cours du travail siègent soit sur la partie moyenne, soit sur la partie supérieure de l'utérus. Elles empruntent une gravité particulière à ce fait qu'elles font communiquer la cavité utérine avec la cavité péritonéale. Hémorrhagie et infection, tels sont les deux dangers.

Dans les cas où, après avoir enlevé le fœtus et le placenta aussi rapidement que possible, on sent au toucher une plaie peu étendue, l'expérience de ces dernières années prouve qu'il faut se contenter de tamponner avec de la gaze stérile la cavité utérine. Dans les cas où, au contraire, la plaie est étendue, une première difficulté peut venir du passage partiel ou total du fœtus dans la cavité péritonéale. On simplifie les choses en entrainant le fœtus au dehors quand cela est possible par les voies naturelles. Mais il est inutile de s'obstiner dans des tentatives infructueuses, puisque dans tous les cas on doit recourir à la laparotomie pour suturer l'utérus ou l'extirper quand la suture est impossible.

13. Inversion utérine

L'inversion utérine est un accident très rare avec lequel on fait peur aux sages-femmes et aux étudiants afin de leur apprendre à ne point accélérer la délivrance par de dangereuses tractions sur le cordon. Le traitement préventif consiste donc à attendre, pour exercer des tractions sur le cordon, que le placenta soit entièrement décollé de l'utérus, et à ne jamais pratiquer la délivrance sans avoir une main appliquée sur le fond de l'utérus. Quand l'inversion est produite, deux cas se rencontrent : elle est complète ou elle est incomplète. Si elle est incomplète et que le placenta soit adhérent, il vaut mieux réduire avant de décoller le placenta. Ce dernier sera enlevé ensuite comme au cours d'une délivrance artificielle ordinaire. Si elle est complète, la présence du placenta créant une gène pour la réduction il faut le décoller et réduire ensuite.

La *réduction* peut être *instrumentale* ou *manuelle*. Cette dernière doit être préférée, car on sent mieux ce que l'on fait et l'on risque moins de blesser la paroi de l'utérus.

Il est bon de la pratiquer après avoir mis deux pinces à griffes sur le col. Cela fournit un double point d'appui que l'on soutient en tenant les anneaux des pinces de la main gauche. Pendant ce temps, les doigts de la main droite réunis en cône et faisant tampon, refoulent l'utérus à travers l'ouverture cervicale.

Si, après réduction, une hémorrhagie se produit, on y parera par les moyens ordinaires : injection très chaude, tamponnement, massage du corps utérin à travers la paroi. Si la réduction était impossible, ce qui sera très rare en pratique, on se trouvera en présence d'un utérus étranglé, si nous osons nous exprimer ainsi par analogie avec les hernies ordinaires, par le col. Il suffira, pour lever l'étranglement. de sectionner à petits coups le col sur ses faces antérieure et postérieure et de voir de temps en temps si le débridement est suffisant ; lorsque l'inversion sera réduite on suturera le col au catgut fort. On écartera fortement la vulve avec des valves de Sims afin de bien voir ce que l'on fait. En avant on prendra garde à la vessie, en arrière au cul de sac de Douglas.

Les inversions passées à l'état chronique, qu'il y ait ou non du sphacèle de la portion prolabée, relèvent de la gynécologie et sont justiciables de l'hystérectomie vaginale, si l'opération que nous venons de décrire est impossible par suite de vieilles adhérences.

(Voir hystérectomie vaginale dans la 2ᵉ partie).

14. Hémorrhagies de la délivrance

Les hémorrhagies de la délivrance sont, soit immédiates, soit secondaires, suivant qu'elles se produisent immédiatement après l'accouchement, ou qu'elles apparaissent après l'extraction en apparence complète des membranes, plusieurs heures ou plusieurs jours plus tard.

Hémorrhagie immédiate. — Deux conditions doivent être réunies pour leur production : 1º le décollement au moins partiel du placenta, 2º l'inertie utérine. Il est de plus incontestable que certains états généraux, tels que l'hémophilie et l'albuminurie, facilitent singulièrement la production de ces hémorrhagies.

La perte de sang que l'on observe dans ces cas est, le plus souvent, considérable. Le tableau symptomatique est bien fait pour effrayer même des gens rompus à toutes les complications de l'obstétrique. En quelques minutes une malade résistante et superbe devient exsangue et apparaît en état de mort imminente.

Il faut alors ne pas perdre une seconde. Placez vous-même le poing d'un assistant sur l'aorte, à travers l'abdomen. Assurez-vous que ce poing comprime fort, c'est-à-dire utilement. Cette première précaution prise, aseptisez-vous rapidement mais soigneusement les mains. Introduisez la main droite pendant que la main gauche maintient le fond de l'utérus, franchissez le col, complétez le décollement du placenta et entraînez-le au dehors aussi rapidement que possible. Pendant ce temps votre main abdominale n'a pas cessé de pétrir et de masser l'utérus à travers la paroi.

Terminez en faisant une injection intra-utérine très chaude ; la contractilité de l'utérus se réveille et l'hémorrhagie s'arrête.

Si votre malade a perdu une quantité considérable de sang faites-lui à plusieurs reprises du sérum artificiel, des injections d'éther et de caféine, et réchauffez-la avec des alèzes chaudes et des boules d'eau bouillante. Les boissons alcooliques et chaudes sont indiquées.

Hémorrhagies secondaires. — Celles qui se produisent quelques heures après l'accouchement ne sont pas toujours dues à la rétention d'une portion du placenta, elles proviennent parfois d'un retour de l'inertie utérine. On devra dans ces conditions, après exploration digitale de la cavité, recourir aux injections intra-utérines très chaudes et aux injections sous-cutanées de sérum dont l'action hémostatique nous a paru manifeste dans ces cas.

Les hémorrhagies qui se produisent au bout de plusieurs jours sont dues toujours à une rétention partielle des membranes. Elles sont d'ailleurs en général peu abondantes et ne mettent pas la vie de la femme en danger immédiat. Le seul traitement consiste dans le curage digital ou instrumental de l'utérus, suivi ou non de drainage, suivant qu'il y a eu ou non infection.

15. Déchirures du périnée

Nous sommes ici en présence d'une des complications les plus bénignes mais aussi les plus fréquentes des accouchements, même normaux. On dit dans les livres classiques, que beaucoup de ces déchirures sont imputables à la négligence de la sage-femme ou du médecin. Il y a dans cette affirmation une petite part de vérité et une très grande part d'erreur, car dans les meilleurs services hospitaliers, même avec un personnel des plus instruits et des plus exercés, les déchirures du périnée ne laissent pas d'être très fréquentes. Si donc, malgré les précautions prises, malgré la main qui doit soutenir le périnée et modérer la sortie de la tête, ce petit accident vous arrive, ne vous accusez point en vous-même, sachez seulement bien le réparer.

Les soins de toilette qui suivent l'accouchement étant pris, mettez la femme dans la position gynécologique et avant de rien tenter, avec des mains aseptiques, rendez-vous bien compte du dégât.

La plaie vous apparaît constituée par deux surfaces triangulaires en rapport au niveau de leurs bases. Les deux bords supérieurs de ces triangles sont muqueux, les deux bords inférieurs sont cutanés. En général, les bords muqueux sont irréguliers et un peu déchiquetés, ils donnent à cette partie de la déchirure l'aspect d'une plaie contuse.

Si la déchirure est petite, si deux ou trois points au catgut doivent suffire pour faire un parfait affrontement, il est inutile d'employer l'anesthésie générale. Un peu de cocaïne locale vous permettra de faire, sans douleur, la réparation nécessaire.

Dès que la reconstitution à tenter devient impossible, il faut donner le chloroforme et faire une véritable opération réglée.

Cette opération doit être faite dans les premières heures qui suivent l'accouchement. Dans le cas contraire on se trouve en présence d'une plaie déjà infectée, mal avivée et toute tentative de réunion échouera. Vingt heures après une déchirure, la réunion est aléatoire ; 36 heures après elle échoue certainement. Il est peut-être inutile de répéter ici que les serre-fines, les agrafes de Michel et, en général, tous les instruments qui font un affrontement superficiel sans faire un affrontement profond, donnent des résultats déplorables.

Pour opérer, mettez la femme en position sur le bord d'un lit dur ou d'une table garnie. Faites tenir haut les jambes par deux aides. Savonnez les organes génitaux « intus et extra ». Chassez le savon avec une irrigation antiseptique prolongée. Lavez toute la peau de la région à l'alcool. Disposez des compresses pour garnir le champ opératoire.

Armé de l'aiguille de Doyen à grande courbure, vous allez placer tous vos fils avant de les serrer. Ces fils seront du catgut du côté de la muqueuse vaginale et des fils d'argent du côté de la peau du périnée. Commencez donc du côté muqueux. Quatre ou cinq fils de catgut *superficiels* assureront l'affrontement. Les chefs de ces fils qui seront serrés plus tard sont saisis deux par deux dans des pinces à forcipressure. Du côté de la peau, il faut placer des fils *profonds*. Ces fils n'ont pas besoin d'être enfouis tout entiers sous les tissus à la manière d'Emmet. Ils peuvent apparaître de temps en temps pour replonger quelques millimètres plus loin sous de larges ponts de substance. Certains auteurs conseillent de mettre un doigt dans le rectum. Cette manœuvre dangereuse, puisque septique, est évitée dans les cas où l'aiguille ne chemine pas tout entière hors du contrôle des yeux.

Deux ou trois fils d'argent suffisent en général pour assurer un affrontement périnéal parfait. Là encore, la mise des fils en place est faite sans serrage.

Il vous reste à nouer ces fils en allant du vagin vers l'anus. Commencez par les fils de catgut, et parmi ceux-ci par le plus profond, puis terminez par les fils d'argent. Il est bon pendant ce dernier temps de faire rapprocher les cuisses autant que possible.

Mettez dans la vessie une sonde de Pezzer pour empêcher le pansement d'être souillé. Placez une mèche de gaze dans le vagin, et sur la plaie périnéale maintenez de l'ouate stérilisée, à l'aide d'un bandage en T.

Pour éviter l'écartement des cuisses, les genoux seront garottés par une serviette modérément serrée.

Il résulte de ce que nous avons dit plus haut que, dans les cas où l'opération n'a pu être pratiquée dans les 24 heures qui suivent la déchirure, il faut s'abstenir et attendre la cicatrisation pour pratiquer l'opération de Lawson Tait que nous décrirons dans la 2° partie de cet ouvrage.

16. Infection puerpérale

Nous allons parler d'un mal en train de disparaître, et qui disparaîtra certainement le jour où tous les gens qui, de près ou de loin, se mêlent à un accouchement, auront compris leur terrible responsabilité. On peut poser en principe que *si l'on est seul* à donner des soins à une femme en couches, on est absolument et directement responsable de toute infection. Mais dans la pratique, les mains qui préparent et font les injections, qui pratiquent le toucher, sont multiples, et de la division des responsabilités naît, chez beaucoup d'accoucheurs, une sorte de scepticisme touchant les vraies causes.

Il faut cependant qu'on se décide à observer en obstétrique une asepsie aussi rigoureuse qu'en chirurgie, il faut qu'on prenne l'habitude de ne pas se contenter d'un lavage de mains fait à la manière d'un homme du monde, *il faut surtout que l'eau ordinaire*, même mélangée à des antiseptiques, *ne soit jamais employée à moins d'être bouillie*. Si vous n'êtes pas rompu à l'asepsie, allez voir les praticiens de la chirurgie abdominale, notez leurs gestes, leurs précautions qui, chez eux, sont devenues des réflexes, et tâchez d'en acquérir de semblables. *Sachez surtout cette vérité qu'un chirurgien, même ignorant de l'obstétrique, n'est jamais bien dangereux; tandis qu'un accoucheur, eût-il la connaissance la plus parfaite de son art, est un péril public s'il ne sait être toujours et parfaitement aseptique.*

Aidez vos précautions de l'observance de deux préceptes : 1º ne jamais pratiquer de toucher vaginal en dehors d'une nécessité absolue; 2º après tout contact septique se laver *immédiatement* les mains, et pratiquer ce lavage avec autant de soin que si l'on allait faire une opération des plus graves.

On trouve, dans les livres et dans l'enseignement oral des maîtres, des divergences assez grandes sur ce que l'on peut appeler le début de l'infection. On entend souvent dire qu'une femme qui a présenté 38º (température axillaire) n'est pas infectée. Il faut, avec tous les chirurgiens, tenir pour certain qu'à partir de 37º,5 on est en présence d'une infection.

Ces infections légères sont fréquentes, elles sont la règle (comme minimum) dans certains milieux. Très souvent on les laisse évoluer et c'est peut-être ce qu'il y a de mieux à faire lorsque l'on a des mains septiques. Au bout de quelques jours on peut voir tout rentrer dans l'ordre, du moins en apparence. Nous disons en apparence, car ce que les accoucheurs connaissent souvent mal, ce sont les suites éloignées des couches. Les métrites, les salpingites sont la conséquence ordinaire de ces infections en apparence si bénignes.

Aujourd'hui il est impossible d'admettre que l'accoucheur reste ainsi simple spectateur des progrès de la lymphangite intra et péri-utérine. Dès qu'une femme a 38°, il faut, après s'être assuré qu'il n'y a pas de rétention de membranes, lui donner, deux fois par jour, des injections intra-utérines très prolongées. Dans l'intervalle des injections, on maintiendra le col béant à l'aide d'un drain et on tamponnera la cavité vaginale avec de la gaze stérilisée très peu serrée.

Ce traitement ne doit cesser qu'avec la chute de la température.

Les choses n'en restent pas toujours là, soit parce que vous avez fait une grave faute d'asepsie, soit parce que vous n'êtes appelé auprès d'une malade que quelque temps après le début des accidents.

Vous pouvez alors vous trouver en face de l'infection à début solennel avec grand frisson et ascension brusque de la température. Il n'y a alors qu'un traitement qui doit être fait sans attente, sans répit, c'est le curettage de l'utérus.

Vous en connaissez la technique, pratiquez-le avec douceur car vous avez affaire à un utérus singulièrement friable ; n'oubliez jamais, si cela est possible, de faire l'exploration digitale de la cavité ; elle seule vous assure d'une manière absolue de la vacuité de l'utérus. Des injections intra-utérines prolongées et faites par vous-même seront instituées ; vous les répéterez deux fois par jour jusqu'à nettoyage complet de la cavité de l'utérus.

Dans ces infections menaçantes on tire un grand profit de l'emploi du sérum artificiel. Donnez-en toujours 1 500 grammes ou un litre quotidiennement.

On a conseillé dans ces dernières années d'employer, dans les formes graves, l'hystérectomie vaginale. Elle s'applique aux cas où tous les lymphatiques de l'utérus sont pris en masse par l'infection streptococcique. L'infection, disent ses défenseurs, n'est plus alors limitée à la sous-muqueuse, et n'est pas encore étendue au péritoine ; c'est le moment, en enlevant l'utérus, de faire une cure absolument radicale.

Malheureusement, si, en pure théorie, on peut admettre qu'il y a un instant où la lymphangite n'est plus seulement muqueuse et n'est pas encore péritonéale, dans la pratique cet instant est impossible à saisir et l'on risque d'infliger un traumatisme local mortel à une malade dont l'infection est déjà générale. Il nous est donc impossible de conseiller l'hystérectomie vaginale, et nous sommes obligés de garder la même réserve vis-à-vis des sérums prétendus antistreptococciques dont l'emploi n'aboutit en général qu'à de l'intoxication ou à des phlegmons.

En résumé : curettage, drainage utérin et sérum artificiel, tel est le traitement de l'infection puerpérale.

17. Phlegmatia alba dolens

La phlébite des gros troncs du membre inférieur n'étant qu'une forme atténuée de l'infection puerpérale, nous renvoyons, pour la prophylaxie, à tout ce que nous avons dit plus haut touchant la nécessité d'une asepsie rigoureuse en obstétrique.

Dans tous les cas où les couches auront été fébriles, il faut se méfier de la « phlegmatia alba dolens ». A partir du douzième jour et jusqu'au vingtième, on peut voir brusquement éclater les accidents.

Ils apparaissent sous deux formes : tantôt le début se fait par de petites embolies pulmonaires avec point de côté, dyspnée, crachats hémoptoïques ; tantôt il se fait d'emblée par les signes cliniques de la phlébite.

Le traitement est des plus simples ; il consiste à mettre les membres inférieurs dans une immobilité absolue, grâce à l'emploi de la gouttière de Bonnet. La marche ne sera permise qu'au quarantième jour ; et on luttera, au moins au début, contre l'élément douleur, à l'aide d'injections de morphine.

Certains auteurs recommandent de faire de la révulsion sur le membre, à l'aide de compresses imbibées de chlorhydrate d'ammoniaque. Nous ne conseillons pas cette pratique qui nous semble inutile et dangereuse, inutile car la révulsion ne hâte pas l'évolution de la phlébite ; dangereuse, parce que les phlyctènes qui se forment peuvent être le point de départ d'infections graves du tissu cellulaire.

Bornez-vous à bien garnir d'ouate le membre dans sa gouttière, et surveillez avec soin le talon au niveau duquel des escharres se produisent trop souvent.

18. Abcès du sein

Le traitement prophylactique a, dans les abcès du sein,

une importance capitale. On ne doit pas attendre, pour l'instituer, que des crevasses ou des érosions du mamelon se soient produites. Toute femme qui allaite doit, après et avant chaque tétée, se laver soigneusement le mamelon avec de l'eau bouillie et des tampons d'ouate hydrophile également bouillis.

De temps en temps, au moins une fois par jour, ces lavages seront faits avec un savon neutre ou légèrement alcalin. On prendra grand soin d'enlever toute trace de savon par un rinçage très soigné à l'eau bouillie.

Si les crevasses sont déjà apparues, les lavages à l'eau bouillie *suffiront*. Il est inutile de laisser macérer les mamelons sous un pansement humide antiseptique. Cette pratique trop souvent suivie empêche les crevasses de se cicatriser, favorise la lymphangite profonde et aboutit à l'abcès du sein. C'est un pansement qu'il faut appliquer sur les mamelons. Le meilleur consiste en un petit carré d'ouate stérilisée.

Lorsque l'infection profonde débute dans le sein on se sert parfois utilement de la compression bien faite. Si après 48 heures de compression, le sein reste douloureux et la fièvre augmente, il faut en venir aux procédés opératoires.

Souvenez-vous que dans l'incision des abcès du sein, on taille presque toujours trop peu. Or les petites incisions exposent à des retours de l'infection et à des fistules interminables, tandis que les grandes, *les trop grandes*, permettent une guérison rapide et sûre.

Presque toujours, pour bien opérer un abcès du sein, il est indispensable d'anesthésier la malade, car vous aurez non-seulement à inciser la peau, mais à effondrer des travées de tissu cellulaire dont la déchirure est très douloureuse. Il faut laver la peau, préparer le champ opératoire avec autant de soin que pour une opération aseptique, car il est inutile d'augmenter l'infection de votre malade.

L'incision sera faite radiairement, en partant du centre, si l'abcès pointe à la face convexe du sein. Dans les autres cas incisez dans le sillon sous-mammaire et, à travers le tissu cellulaire, allez à la recherche du foyer. Faites une cavité très vaste, bourrez-la avec de la gaze stérilisée et pansez-la dans les jours suivants de manière à ce qu'elle se comble de la profondeur vers la superficie.

B) INDICATIONS DE CAUSE FŒTALE

1. Présentation du sommet

a) **Pendant la grossesse**. — Répétons ici ce que tous les accoucheurs devraient faire et ce qu'ils font trop rarement, soit par la faute des femmes, soit par leur propre faute : *il faut, pendant le dernier mois de la grossesse, faire des examens répétés des urines pour s'assurer qu'elles ne contiennent pas d'albumine.*

En même temps on donnera à la future parturiente ou à son entourage des instructions écrites très précises sur tout le matériel nécessaire à un accouchement.

Nous avons vu plus haut quel était ce matériel. N'ayez pas peur d'être minutieux, entrez dans de grands détails ; il vaut mieux paraître maniaque que de s'exposer à manquer de linge ou d'eau bouillie quand le besoin en est venu.

Pendant les 15 jours qui précéderont le terme, la femme prendra deux fois par jour une injection vaginale tiède et faiblement antiseptique. Apprenez-lui dès maintenant comment on prend une injection, c'est-à-dire couchée en travers sur le bord d'un lit garni d'imperméable, et non pas à la diable, accroupie sur un seau.

A ces soins joignez un examen répété très attentif et un diagnostic aussi précis que possible. Si, dans une présentation céphalique, et sans qu'il y ait de cause anatomique perceptible, la tête vous apparaît comme dangereusement mobile au détroit supérieur, empêchez-la de glisser dans une des fosses iliaques en appliquant une ceinture eutocique faite extemporanément avec deux rouleaux d'ouate et un bandage de flanelle.

b) **Pendant le travail.** — Après un dernier coup d'œil pour vous assurer que tout est prêt, tant au point de vue de la mère qu'au point de vue de l'enfant, palpez et touchez de nouveau pour faire un diagnostic ou vous confirmer dans celui que vous avez déjà fait.

Si vous avez affaire à une multipare, ne la quittez pas dès que vous avez atteint une dilatation de la grandeur d'une pièce de 5 francs. Vous devrez même, au cas de douleurs se succédant rapidement, vous méfier et ne guère vous éloigner dès que la dilatation aura atteint une pièce de 2 francs. Chez les primipares au contraire, vous avez en général tout votre temps, et vous pouvez résister aux sollicitations de la famille qui cherche toujours à vous garder de longues heures au chevet de la malade.

En général on regarde comme indifférent de maintenir ou de ne pas maintenir les femmes au lit tant que les membranes ne sont pas rompues. Il y a cependant avantage, au point de vue de l'efficacité du travail, à faire observer autant que possible la position horizontale. Il faut savoir, en effet, que toutes les attitudes bizarres (flexion forcée, position génu-pectorale) que prennent les parturientes, ne les soulagent qu'en empêchant la tête de porter directement sur le segment inférieur de l'utérus. Le médecin doit cependant savoir être opportuniste et laisser à propos se lever la malade s'il prévoit que sa défense ne sera pas observée.

Dès que les membranes sont rompues il faut absolument que la malade soit couchée. La position verticale précipite trop l'écoulement du liquide, et, au cas d'une intervention intra-utérine nécessaire, l'accoucheur trouverait un utérus appliqué, tétanisé sur le fœtus.

L'auscultation sera pratiquée toutes les heures pendant la période de dilatation, car il est important, même alors que l'on ne saurait intervenir, de prévenir la famille que l'enfant souffre et que son existence est compromise. Craignez toujours de présenter un enfant mort dans le temps où la famille attend un enfant vivant.

Beaucoup d'accoucheurs et de sages-femmes rompent artificiellement les membranes dans le but d'être débarrassés plus vite d'un accouchement qui tarde trop. Cette manœuvre est mauvaise car elle méconnaît le rôle utile que joue la poche des eaux dans le mécanisme de l'accouchement.

On est autorisé à rompre les membranes dans deux circonstances seulement :

1° S'il y a hémorrhagie, c'est-à-dire s'il y a, soit une insertion vicieuse du placenta, soit, ce qui est exceptionnel, un décollement prématuré du placenta.

2° Si, à cause d'une dilatation lente ou d'un excès de liquide amniotique, le muscle utérin se contracte peu et mal, il suffit alors de rompre les membranes pour voir l'utérus recouvrer sa tonicité.

Les anciens accoucheurs craignaient beaucoup les variétés postérieures de la présentation du sommet.

Parmi les modernes, Tarnier conseillait encore de transformer ces variétés postérieures en antérieures. Pour cela il recommandait, après dilatation complète, de placer l'index dans le sillon rétro-auriculaire de l'oreille antérieure, puis d'entraîner le doigt ainsi accroché, en avant derrière la symphyse, enfin du côté opposé.

Dans la plupart des cas, il n'y a pas intérêt évident à accomplir cette manœuvre, et les choses se passent bien sans intervention. Dans un petit nombre de circonstances on est exposé peut-être à une progression particulièrement lente à laquelle on remédie dans les formes ordinaires.

Reste un dernier point à examiner.

Au cas d'arrêt dans la progression de la tête, combien de temps peut-on attendre sans avoir à redouter la formation d'escharres par compression ?

Certains accoucheurs, trop interventionnistes, ont posé comme règle que la tête fœtale ne devait pas rester dans l'excavation plus de deux heures après dilatation complète. Il y a là une exagération évidente car, chez nombre de primipares, la période d'expulsion dure beaucoup plus de deux heures. Ce qui est dangereux c'est le séjour de la tête *en un même point* ; et l'on doit adopter la formule de Pinard : la pression exercée par la tête fœtale devient dangereuse pour les parties molles maternelles lorsqu'elle dure plus de deux heures sans progresser. L'application du forceps ne doit être faite qu'au-delà de ce temps.

Nous n'insisterons pas sur les précautions à prendre à la fin de la période d'expulsion. Nous montrons ailleurs comment on évite les déchirures du périnée en appuyant, non sur ce dernier, mais sur la tête fœtale.

2. Présentation de la face

Quelques accoucheurs, s'appuyant sur ce fait que, dans la présentation de la face beaucoup de cas évoluent spontanément, s'abstiennent de toute manœuvre et s'en remettent uniquement aux forces naturelles. C'est une conduite que nous ne saurions conseiller, car l'abstention peut mener en dernière analyse le médecin à avoir à choisir entre la basiotripsie sur enfant vivant, la symphyséotomie, ou la césarienne. Or nous savons que la première opération n'est peut-être plus permise et que la seconde est sérieuse et ne saurait être faite à la légère non plus d'ailleurs que la dernière. Ne vous laissez donc pas acculer à ces extrémités ; faites votre possible pour les éviter pendant qu'il en est temps encore.

Dans la pratique deux cas se présentent : ou bien la tête est engagée, ou bien elle est simplement amorcée.

Supposons-la simplement amorcée, c'est-à-dire encore légèrement mobilisable au détroit supérieur. Vous devez tenter la transformation de la *face* en *sommet*. Il est bien entendu que, quand l'engagement est complet, toute manœuvre de ce genre nécessitant la rétropulsion de la tête, exposerait à une rupture de l'utérus. La transformation de la face en sommet se fait quelquefois par des manœuvres externes complexes, connues sous le nom de procédé de Schatz-Welponer. Ces manœuvres sont de moins en moins employées en France, car elles nécessitent le soulèvement des épaules, temps d'une difficulté extrême et qui échoue d'ailleurs souvent dans les mains les plus habiles. On réussit au contraire assez facilement par la manœuvre de Pinard : «

Après avoir constaté que la région fœtale n'est pas assez engagée pour que la bascule ne puisse se faire, il faut introduire deux doigts ou la main dans le vagin et les appliquer sur la fontanelle antérieure, généralement accessible, car elle se trouve au centre du bassin ou en est très rapprochée. Cela étant fait, l'autre main restée libre va à l'extérieur à la recherche de l'occiput. Lorsque la main est bien appliquée sur cette région, des pressions simultanées seront exercées de la façon suivante : tandis que les doigts presseront de bas en haut sur les portions accessibles du frontal, les doigts appliqués sur l'occiput à travers la paroi abdominale presseront de haut en bas. »

« Pour réussir plus facilement il est nécessaire que les pressions soient dirigées non seulement de haut en bas et de bas en haut, mais encore latéralement et en sens inverse. Expliquons-nous. Dans la mento-iliaque droite postérieure, les doigts devront diriger le front de gauche à droite et d'avant en arrière, tandis que la main droite appliquée sur l'occiput exerce des pressions de droite à gauche et d'arrière en avant. Il est donc absolument nécessaire d'introduire les doigts de la main gauche dans les mento-droites postérieures et les doigts de la main droite dans les mento-gauches postérieures. »

Cette manœuvre ne réussit pas toujours, et plusieurs classiques conseillent alors l'expectative. Tel n'est pas notre avis, car c'est s'exposer à avoir une tête qui s'arrête dans l'excavation. Il vaut mieux, si l'on est sûr que le bassin n'est pas rétréci, pratiquer d'emblée la version podalique.

Supposons maintenant la tête engagée. Si le fœtus ne souffre pas, il ne faut pas intervenir. Cependant, si les contractions utérines s'espacent et diminuent d'intensité, si la tête reste plusieurs heures sans progresser, il faut intervenir.

Très souvent l'arrêt est causé du fait d'une *mento-postérieure* et il suffira de ramener le menton en avant pour terminer heureusement l'accouchement. Cette rotation souvent possible ne l'est pas toujours ; toutefois, avant d'y renoncer il faut la tenter sous l'anesthésie chloroformique. A-t-elle réussi ? Il faut maintenir le menton avec la main dans sa nouvelle position pendant plusieurs contractions utérines, de crainte qu'il ne retourne en arrière. La rotation échoue-t-elle ? Il faut tenter le forceps. Appliqué très souvent ainsi sur la face dans l'excavation il réussit. Dans le cas contraire, si l'enfant est vivant, on ne peut songer à la basiotripsie et la symphyséotomie ou la césarienne doit être tentée.

On réduira, bien entendu, par les procédés o. uinaires, la tête de l'enfant mort.

Terminons par deux préceptes qui, dans le cas particulier, ont la plus grande importance :

Le premier est de faire une asepsie très minutieuse car le travail sera très long. Le second est de prévenir la famille de la défiguration de l'enfant. Faute de cette précaution, vous verriez mettre sur le compte de vos manœuvres la bouffissure de la face et les phlyctènes qui ne manquent pas d'apparaître.

3. Présentation du siège

La conduite à tenir dans la présentation du siège diffère, en théorie, suivant que l'on a affaire à un siège complet ou décomplété. Dans la pratique, la différence n'existe qu'en présence d'un siège *décomplété mode des fesses*. Elle vient dans ce cas de la rigidité donnée au fœtus par les membres inférieurs, de la difficulté que l'on éprouve à abaisser un pied et de la dilatation insuffisante que produit le siège décomplété.

a) *Siège complet.* — Pendant la *grossesse*, tant que le siège n'est pas sérieusement engagé, il faut tenter la version céphalique par manœuvres externes. Nous avons vu ailleurs que cette méthode donne de bons résultats, même dans les cas difficiles, à condition que l'on n'ait pas peur de recourir au chloroforme.

Pendant le *travail*, à condition que les membranes ne soient pas rompues et que la dilatation soit très peu avancée, on peut tenter la même manœuvre. Très souvent elle échoue. N'insistez pas, vous courez le risque de transformer le siège en épaule.

Préoccupez-vous alors d'assurer avec le plus grand soin l'asepsie des organes génitaux de la femme. Préparez un insufflateur, des linges chauds, de l'eau chaude, de l'eau froide, du cognac et... en un mot tout ce qui est nécessaire pour sauver l'enfant, dans le cas de mort apparente.

Laissez le siège progresser avec lenteur. Plus il ira lentement, mieux il préparera le chemin à la tête. Dès que le siège apparaît à la vulve, mettez la femme dans la position gynécologique. Surveillez la sortie des petites parties fœtales. En exerçant des pressions très localisées elles déchirent souvent le périnée surdistendu. Soutenez donc leur pression en les refoulant vers le pubis. Bientôt les hanches se dégagent l'une après l'autre. Soutenez avec une main la portion du fœtus qui est hors des organes génitaux, avec l'autre, faites l'*anse au cordon*, c'est-à-dire abaissez plusieurs centimètres du cordon de manière à pouvoir surveiller s'il ne se produit pas de tiraillements du côté de l'ombilic ou du côté du placenta. Cette précaution prise, laissez les épaules se dégager l'une après l'autre, puis terminez par la *manœuvre de Mauriceau*.

Cette manœuvre consiste, en glissant l'avant-bras le long de la face ventrale du fœtus, à chercher avec l'index et le médius la bouche qui se trouve vers une des articulations sacro-iliaques et non sur la ligne médiane. Si la tête est encore dans l'excavation, on la fléchit d'abord, c'est-à-dire qu'on rapproche le menton du sternum ; on ramène ensuite le menton en arrière sur la ligne médiane. Pour faire cette rotation et les temps ultérieurs on glisse l'autre main sur le dos du fœtus et on embrasse la partie postérieure du cou avec l'index et le médius. Il reste à exercer des tractions synergiques avec les deux mains, puis à dégager la tête en relevant le fœtus qui, une fois l'accouchement, se trouve le dos en contact avec le ventre de la mère.

Il est inutile de faire cette manœuvre avec précipitation, il faut cependant la faire assez vite pour que la compression exercée sur le cordon ne soit pas fatale au fœtus.

L'enfant, qui souvent a souffert, est ranimé par les moyens ordinaires.

Complications. — Le siège que nous venons de décrire est normal, mais plusieurs complications peuvent se produire au cours de l'accouchement :

1° Si, par suite de tractions intempestives faites dans l'intervalle des contractions utérines, les deux membres supérieurs sont relevés le long de la tête, on doit les abaisser l'un après l'autre. On se trouve bien en général de commencer par le postérieur, car c'est dans la concavité sacrée qu'on glissera la main le plus aisément. En procédant maladroitement à cet abaissement on peut casser l'humérus, ce que l'on reconnaît à un petit bruit sec comparable à la cassure d'une allumette. L'abaissement doit se faire en formant à l'humérus une attelle avec l'index et le médius. On ne peut le faire directement sous peine de fracture par contact avec la ceinture pubienne. Il faut que la partie antérieure de l'avant-bras passe devant la face du fœtus. Le fœtus *se mouche*, disait Pajot.

2. Si le siège reste fixé au détroit supérieur sans descendre, il faut abaisser un pied. Ce pied, nous l'avons montré à propos de la version podalique, doit être le *pied antérieur*. Il ne faut pas saisir les deux pieds, car le siège en passant doit produire le maximum de dilatation.

3. Si le siège reste immobile dans l'excavation, la conduite reste identique, il faut abaisser le pied antérieur. On ne tirera sur lui que pendant les contractions utérines et seulement s'il n'y a pas progression.

b) *Siège décomplété mode des fesses.* — On doit particulièrement insister sur la version céphalique par manœuvres externes, car dans le cas qui nous occupe, le pronostic est plus sérieux. Malheureusement elle est en général plus difficile que sur un siège complet.

L'accouchement par le siège décomplété mode des fesses lorsqu'il se passe bien, est à peu près semblable au précédent, sauf au moment où les jambes formant attelle empêchent l'inflexion latérale nécessaire au dégagement.

Il est alors nécessaire d'abaisser les deux membres inférieurs; pour cela on porte la cuisse dans l'abduction et le pied tombe dans la main.

Complications. — On peut dire qu'elles sont la règle.

1. Le siège est arrêté audétr oit supérieur. — Dans ce cas on doit abaisser un pied, le pied antérieur, soit directement lorsque la contraction de l'utérus le permet, soit indirectement en mettant la cuisse dans l'abduction, ce qui amène la chute du pied dans la main de l'opérateur.

Le forceps n'est pas encore à conseiller, car il produit des lésions, ou bien dérape.

2. Le siège est arrêté dans l'excavation. — On peut avoir recours aux lacs, aux crochets ; nous ne les recommandons pas, car ils peuvent produire des lésions. Il vaut mieux se contenter de tirer avec les doigts sur les aines, jusqu'au moment où l'abaissement d'un pied, puis de l'autre, est jugé. Le forceps peut être employé comme dernier moyen, càr il est plus facile de l'appliquer ici qu'au détroit supérieur.

Souvenez-vous que ces complications n'existent pas, si l'on a soin d'abaisser primitivement un des pieds. Le moment d'élection pour cet abaissement est le temps qui suit la rupture des membranes à la dilatation complète.

4. Présentation de l'épaule

Pendant la *grossesse* il faut tenter à tout prix la version par manœuvres externes. Certains accoucheurs préconisent alors la version céphalique, d'autres la version pelvienne. On ne doit pas sur ce point être systématique. Il n'est pas douteux que la céphalique, lorsqu'elle est possible, est la meilleure. Mais lorsqu'elle est impossible, il vaut infiniment mieux avoir un siège qu'une présentation transversale. La présentation utile étant obtenue, on la maintiendra par une ceinture appropriée.

Si toutes les tentatives ont échoué, on préviendra l'entourage de la nécessité d'être appelé de bonne heure et on interviendra dès que la version par manœuvres internes sera possible.

Pendant *le travail*, si les membranes sont intactes, on tentera encore la version par manœuvres externes. Si elle échoue, on respectera avec soin la poche des eaux de manière à avoir, au moment de faire la version podalique, une dilatation aussi complète que possible. Si les membranes sont rompues au moment où l'on voit la femme, on dilatera le col aussi rapidement que possible avec un ballon de Champetier, puis, dès que la dilatation sera complète, on pratiquera la version par manœuvres internes.

Dans les cas où le fœtus est mort ou macéré, et dans ceux où il succombe au cours du travail, on résoudra toutes les difficultés en pratiquant l'embryotomie cervicale.

5. Grossesse gémellaire

Doit-on prévenir la mère quand le diagnostic est fait ?
Non; en général, on doit se borner à en parler à l'entourage, encore ne faut-il le faire que quand le diagnostic est
absolument sûr, c'est-à-dire qu'il repose sur des données
fournies par le palper. Il faut insister sur quelques points,
principalement sur la possibilité de l'accouchement avant
terme et sur la nécessité du repos à partir du 6ᵉ mois. On
redoublera de précautions au cours du 8ᵉ mois. Les urines
seront examinées avec le plus grand soin et deux fois
par semaine si cela est possible dans les trois derniers
mois.

Pendant le travail, l'accouchement du premier fœtus se
fait en général spontanément. Il ne faut cependant pas se
fier aveuglément à cette règle, car pendant la première
partie du travail le second fœtus souffre. On doit donc, si
deux heures après la dilatation le premier accouchement
n'est pas terminé, faire un forceps si l'on a une tête, ou
abaisser le pied antérieur si l'on a un siège.

Le premier fœtus étant né, la section de son cordon sera
faite entre deux ligatures pour le cas où il y aurait continuité des deux circulations placentaires. Cette précaution
empêchera le sang du second fœtus de s'écouler par le
cordon du premier.

Ce temps étant exécuté, on s'assurera de la présentation
du second fœtus, et on transformera toute présentation

transversale en verticale. Il est inutile à ce moment d'attendre la rupture spontanée des membranes, car on fait courir au second fœtus les chances d'un décollement du placenta. Il vaut mieux rompre artificiellement les membranes, du moins quand il y a un second œuf, et en profiter pour amorcer la tête ou le siège.

Le second accouchement terminé, il est inutile d'accélérer la délivrance. Il faut laisser quelque temps le muscle utérin se reposer. La délivrance artificielle ne sera faite qu'au cas d'hémorrhagie.

Deux préceptes sont à retenir : le premier est de veiller de très près à son asepsie, car les infections sont particulièrement redoutables, et le second de ne pas se laisser surprendre par une hémorrhagie de la délivrance, car celle-ci serait rapidement beaucoup plus grave que dans l'accouchement simple.

6. Procidence du cordon

La procidence du cordon est un accident dont la fréquence est diversement appréciée par les auteurs. On peut admettre qu'en moyenne cette complication se présente une fois sur 250 accouchements. C'est dire qu'un praticien la rencontre plusieurs fois dans sa carrière, et qu'il doit par conséquent, savoir y remédier.

Comme toujours, au moment où le diagnostic vient d'être posé, deux cas se présentent : les membranes sont intactes ou elles sont rompues.

a) **Les membranes sont intactes.** — Si l'on a une présentation de l'épaule, rien ne presse, car il n'y a guère à craindre de compression énergique sur le cordon. A loisir, on tentera donc la version par manœuvres externes. Celle-ci échoue-t-elle? On attendra la dilatation complète et, les membranes rompues, on fera la version podalique.

Si au contraire on a une présentation longitudinale, il importe d'agir, car dans ce cas la compression du cordon est réelle et rapidement nuisible.

La réduction à travers les membranes est difficile, mais parfois possible. Comme elle échoue le plus souvent, après quelques tentatives on accélèrera la dilatation à l'aide du ballon de Champetier de Ribes et on terminera l'accouchement, ainsi précipité, par les moyens ordinaires : version ou forceps.

b) **Les membranes sont rompues.** — On commencera par une tentative sérieuse de réduction.

Un grand nombre d'inventeurs ont proposé d'ingénieux appareils pour la faciliter. Le grand nombre de ces appareils en est la meilleure condamnation. A l'imitation de tous les praticiens qui suivent l'exemple de Mme Lachapelle, nous pensons que la main représente le meilleur mode de réduction. Avec les doigts réunis en faisceaux ou étalés en haie, on refoulera, dans l'intervalle des contractions, le cordon procident au-delà de la partie qui se présente. Souvent cette réduction ne pourra être faite qu'en plusieurs portions et par une manœuvre en plusieurs temps qui rappellera la réduction de l'intestin à travers la boutonnière d'une laparotomie.

Quand la réduction manuelle échoue, il ne reste plus qu'à précipiter l'accouchement par les moyens ordinaires; forceps ou version.

7. Mort apparente du nouveau-né

L'intervention doit répondre à deux indications :

1° Désobstruer les voies aériennes ;

2° Faire la respiration artificielle.

La première est indispensable à remplir, la seconde ne l'est pas forcément, car il suffit souvent que les voies aériennes soient libres pour que la respiration devienne régulière, et pour que le cœur précipite ses battements.

L'aspiration nécessaire pour débarrasser la trachée des mucosités qui l'encombrent sera faite avec l'insufflateur de Ribemont-Dessaignes. On met en place l'extrémité laryngée de cet instrument, en sentant la pointe des aryténoïdes avec la pulpe de l'auriculaire et en glissant le tube le long de ce doigt jusque dans le larynx. Cela doit être fait avec précaution, pour ne pas aller dans l'œsophage, et avec douceur pour ne point faire une fausse route en plein tissu cellulaire. L'aspiration sera faite alors, soit avec la poire en caoutchouc, soit avec la bouche, puis on sortira le tube et on chassera son contenu par insufflation.

Quelques précautions doivent être prises. Tout d'abord il ne faut pas trop répéter cette manœuvre, de peur de traumatiser la muqueuse laryngée. D'autre part, pour ne pas inoculer le larynx et la trachée, il faut introduire un auriculaire aseptique et *un tube flambé*.

Si l'asphyxie ne paraît pas ensuite très accentuée, on utilisera les réflexes respiratoires à point de départ cutané en mettant l'enfant dans un bain chaud à 45°, auquel on aura, s'il y a lieu, ajouté de la farine de moutarde. On le séchera ensuite dans un linge chaud et on le frictionnera avec la main ou un linge sec imbibé d'un liquide alcoolique.

Dans les cas où ces soins ne suffisent pas, il faut pratiquer l'insufflation. Elle sera faite avec le même tube de Ribemont-Dessaignes, en utilisant la poire en caoutchouc, préalablement bien nettoyée avec un liquide antiseptique puis avec de l'eau bouillie.

L'insufflation sera faite à raison d'une toutes les 10 secondes. Elle peut être prolongée pendant une demi-heure. Au-delà de ce temps elle est en général inutile.

On a, depuis quelque temps, beaucoup insisté sur les tractions rythmées de la langue. Les cas publiés sont peu probants, car il ne s'agissait pas toujours de cas bien graves. D'autre part, les insuccès de cette méthode ne se comptent plus malheureusement !

8. Mort du fœtus pendant la grossesse

La syphilis et l'albuminurie sont les causes les plus fréquentes de la mort du fœtus pendant la grossesse. Le traitement prophylactique consistera donc presque toujours dans l'emploi du mercure ou dans le régime lacté. On a pu quelquefois, dans le cas *de mort habituelle* des fœtus provoquer avec avantage l'accouchement alors que le fœtus était encore en vie.

Dans le cas de mort évidente, si l'on est appelé avant

tout début de travail, il faut attendre l'expulsion spontanée du fœtus et bien se garder de faire naître les contractions utérines par un moyen quelconque. On se contentera de garder la femme au repos et de lui donner plusieurs fois par jour des injections antiseptiques tièdes.

Si les membranes se rompent prématurément, il faut de même recommander le repos et surtout redoubler de soins antiseptiques, car ce que l'on doit craindre avant tout, c'est la putréfaction du contenu de l'œuf. Si, malgré tout, cette putréfaction se produit, on dilatera le col avec le ballon de Champetier et on terminera l'accouchement le plus rapidement possible. Des injections intra-utérines prolongées et le drainage utérin sont alors de rigueur.

Pendant *le travail* il faut retarder autant que possible la rupture des membranes, pour assurer une extraction aussi rapide que possible du fœtus. Si les membranes se rompent de bonne heure les injections antiseptiques chaudes accéléreront le travail, tout en mettant à l'abri de la putréfaction. On doit recourir à la dilatation par le ballon dès que les premiers signes de la putréfaction apparaissent.

Il n'y a rien d'indispensable à connaître sur le reste de l'accouchement. La craniotomie, plus souvent la basiotripsie et l'embryotomie, permettront de résoudre les cas particuliers.

9. Hydrocéphalie

Pendant la grossesse, vous ne ferez pas le diagnostic, soit parce que vous n'avez pas été consulté, soit parce que le diagnostic précis est impossible.

Pendant le travail, la conduite à tenir est différente, suivant que le fœtus se présente par la tête ou qu'il se présente par le siège. Quand on a une présentation céphalique, on peut, dès le début de la dilatation, pratiquer une ponction capillaire qui permet à la tête de s'accommoder et de descendre dans l'excavation. Si l'on a une hydrocéphalie moyenne il est plus prudent d'attendre, afin de voir si l'accommodation spontanée ne se produira pas.

Quand la tête est retenue la dernière il est très difficile de faire une bonne ponction. On est autorisé cependant à la tenter si exceptionnellement elle paraît aisée. Le mieux est d'employer le procédé de Van Huevel et de Tarnier qui consiste à sectionner le canal rachidien et à donner issue au liquide. Pour cela on incise au bistouri, de chaque côté de la colonne vertébrale, dans deux espaces intercostaux correspondants, puis on sectionne la partie intermédiaire avec de forts ciseaux. Une sonde en gomme, introduite par le canal rachidien jusque dans la cavité crânienne, permet au liquide de s'écouler en jet.

10. Ascite fœtale

La ponction capillaire permet de résoudre non seulement les cas de dystocie causés par l'ascite, mais encore ceux qui sont causés par l'appareil urinaire (Maladie kystique des reins. Rétention d'urine).

FORMULAIRE

SOLUTIONS ANTISEPTIQUES POUR LES MAINS

Formol

{ Formol à 40 %. . .   20 grammes.
{ Alcool à 90°   100   —
{ Fuchsine . . . . .   q. s. pour colorer.

Mettre 5 centimètres cubes dans un litre d'eau *bouillie*.

Sublimé

{ Sublimé . . . . .   1 gramme.
{ Acide tartrique . . . 1   —
{ Bleu de méthylène. .   q. s. pour colorer.

Pour 1 paquet n° x : Mettre 1 paquet dans 1 litre d'eau bouillie.

Bi-iodure d'hydrargyre

{ Bi-iodure de mercure. 0,50 centigrammes.
{ Iodure de potassium.   1 gramme.
{ Eau bouillie . . . .   1 litre.

SOLUTIONS ANTISEPTIQUES POUR INJECTIONS INTRA-UTÉRINES

Les solutions précédentes peuvent être employées à condition de
doubler la quantité d'eau bouillie pour le formol, de la quadrupler
pour le sublimé, de la doubler pour le bi-iodure.

On peut employer en outre :

PERMANGANATE DE POTASSE

> Permanganate de potasse   10 grammes.
> Eau distillée bouillie. .   200   —

Mettre 10 centimètres cubes de cette solution dans 1 litre d'eau bouillie.

EAU IODÉE

> Iode métallique. . .   2 grammes.
> Iodure de potassium .   4   —
> Eau distillée bouillie. 1000   —

VASELINE

La meilleure vaseline est celle dont nous parlons à propos du matériel. Elle est simplement aseptique. A son défaut on prescrira :

Sublimé. . . . .   0,30 centigrammes.
Vaseline. . . . .   30 grammes.

CAFÉINE

Caféine . . . .   2,50 centigrammes.
Benzoate de soude. . . .   3 grammes.
Eau bouillie . . . . . .   q. s. pour 10 cent. cubes.

Chaque centimètre cube contient 25 centigrammes de caféine.

ERGOTINE

L'ergotine doit être proscrite en obstétrique. Sa seule indication est l'opération césarienne.

On emploie l'ergotine d'Yvon.
A son défaut on prescrira :

Ergotinine . . . .   0,01 centigramme.
Acide lactique.   0,02   —
Eau de laurier-cerise. . . . . .   10 grammes.

Cette solution contient 1 milligramme d'ergotinine par centimètre cube. Ne pas injecter plus de X gouttes à la fois.

CHLORHYDRATE DE COCAÏNE

Pour anesthésie	(Chlorhydrate de cocaïne. 0.10 centigrammes
locale	(Eau distillée bouillie. . 10 grammes.

Ne pas dépasser 8 centimètres cubes pendant l'opération.

Pour anesthésie	(Chlorhydrate de cocaïne. 0,20 centigrammes
générale	(Eau distillée . . . . . 10 grammes.

Stériliser en élevant 5 fois à 80° et en maintenant à chaque fois cette température pendant 6 heures. Intercaler des intervalles de 24 heures.

SÉRUM ARTIFICIEL

Mettre 10 grammes de NaCl par litre si l'on stérilise à l'autoclave.

Mettre 7 grammes seulement si l'on se contente de faire bouillir (à cause de la concentration par évaporation).

NITRATE D'ARGENT

Dans l'ophtalmie des nouveau-nés, badigeonnage avec la solution à 1 $^0/_0$. Aussitôt après, badigeonnage à l'eau salée saturée ou à l'eau saturée d'iodure de potassium.

GYNÉCOLOGIE

GYNÉCOLOGIE

—

Examen gynécologique

Tout examen d'une femme doit être fait à fond, en mettant complètement de côté toute cette fausse pudeur, qui n'est généralement que matière à erreur de diagnostic. C'est dire que le corset et le pantalon doivent être enlevés, et que la palpation de l'abdomen doit être possible depuis l'appendice xyphoïde jusqu'au pubis.

Au point de vue du matériel, il faut pouvoir faire un examen à plat, sur une surface dure, ne se creusant pas sous le siège, et d'autre part, être à même de mettre dans la position gynécologique, nécessaire pour l'examen au spéculum. Une chaise longue, un sofa, un lit, une table, peuvent remplir le premier but. Pour le second, il faut avoir, soit une chaise spéculum du type Richelot, Pozzi, Dupont, Veit, Doléris, etc..., soit une béquille de Clover ou de Von Ott. Nous recommandons tout spécialement le système des béquilles qui consiste en une tige rigide de longueur fixe ou variable qui s'attache des deux côtés au genou et maintient ainsi l'écartement des jambes, tandis qu'une courroie passe circulairement sous la nuque et sous l'autre extrémité de la table, en produisant la flexion forcée des cuisses sur le bassin. Rien n'est plus aisé que de faire confectionner un de ces appareils par le premier bourrelier venu.

Palper abdominal. — A lui seul, il peut souvent donner des résultats intéressants. La malade sera sur le dos, les cuisses très légèrement fléchies et un peu écartées. On lui recommandera d'ouvrir la bouche, de ne pas se raidir, de respirer sans efforts.

Il faut palper largement, à pleines mains d'abord, avec des mains tièdes, pour éviter les contractions que donne la surprise du froid. Cette palpation doit être à la fois souple et hardie, afin d'éviter la défense musculaire causée par le chatouillement. Le praticien doit connaître un certain nombre d'erreurs grossières qu'il est aisé d'éviter.

L'extrême adiposité localisée à la paroi abdominale chez les femmes près de la ménopause, donne souvent une fausse sensation de grosse tumeur. La contraction des muscles droits, surtout quand il y a un certain écartement de la ligne blanche, en impose parfois pour une tumeur latérale.

Le météorisme peut être assez considérable pour simuler une tumeur et même une grossesse : la percussion lève en général tous les doutes ; il est cependant des cas où ses résultats sont assez peu nets pour laisser quelque temps errer le diagnostic.

La rétention d'urine peut en imposer pour un kyste de l'ovaire, surtout dans les cas où la vessie se vide mal et seulement par regorgement. Un simple cathétérisme permet de faire disparaître toute hésitation.

Il faut savoir qu'un certain nombre de femmes sont très difficiles à palper. Leur pusillanimité ou un certain degré d'hyperesthésie cutanée fait qu'elles se raidissent dès qu'on les touche. On ne peut pas toujours anesthésier de telles malades, et dans mainte circonstance, on a intérêt à être rapidement fixé. Nous avons coutume alors de verser un peu de bromure d'éthyle sur un masque préparé extemporanément avec un tampon d'ouate hydrophile fixé par une épingle de nourrice sur un morceau de taffetas chiffon. On confie le masque à la malade elle-même ; elle ne s'endort pas, mais ses facultés s'obnubilent rapidement. Quand, lasse de tenir le masque, elle laisse retomber ses bras alourdis, on peut profiter du répit ainsi obtenu pour pratiquer un examen rapide.

Toucher vaginal. — A l'étranger, on emploie volontiers le décubitus latéral de Sims, ou la position génu-cubitale et génu-pectorale. Ce sont là des attitudes qui ont eu peu de succès en France. Nous croyons que c'est à juste titre, car le décubitus dorsal nous a toujours suffi, et les attitudes dont nous avons parlé sont difficilement acceptées par les femmes auxquelles elles rappellent des souvenirs trop précis et d'un genre trop particulier.

Dans le décubitus dorsal, la femme sera placée les cuisses fléchies légèrement et surtout écartées, la tête basse, le siège élevé soit par un coussin, soit par ses poings.

La main préalablement lavée à l'eau bouillie, ne fera pénétrer ses doigts qu'après une injection vaginale antiseptique. L'index sera graissé avec la vaseline stérilisée dont nous avons parlé dans la partie obstétricale.

Pour le toucher vaginal, on donne généralement dans les traités des notions trop indécises. Il n'y a pas lieu tout d'abord de séparer le toucher vaginal du palper bi-manuel. Cette distinction a peut-être un intérêt historique, mais depuis Puzos, Foubert, Levret, elle a perdu toute utilité pratique.

Les doigts de la main gauche feront donc le palper sus-pubien aussi profondément que possible, pendant que l'index droit ira au devant d'eux.

Commencez par trouver le col, appréciez sa direction, son volume, sa dureté, le degré de poli ou d'irrégularité de la muqueuse qui le recouvre ; reconnaissez son orifice, en étudiant ses dimensions et les déchirures qu'il peut porter.

Pour trouver le corps, les doigts abdominaux sont indispensables. Ils iront derrière le pubis rejoindre le doigt vaginal qui lui-même, passant en avant du col, déprime fortement le cul-de-sac antérieur. Si les doigts se touchent sans rencontrer le corps utérin, c'est qu'il n'y a ni antéversion, ni antéflexion.

Portez maintenant l'index vaginal en arrière du col, dans le profond cul-de-sac postérieur ; pendant ce temps, la main abdominale refoule doucement le contenu du petit bassin vers le doigt. Si vous ne sentez pas le corps, c'est qu'il n'y a ni rétroversion, ni rétroflexion. Pour toucher le fond de l'utérus, qui dans l'hypothèse est en position normale, vous n'avez qu'à pousser fortement vos doigts abdominaux vers la concavité sacrée, tandis que le doigt vaginal s'efforce, par l'intermédiaire du col, de soulever vers eux l'utérus. Ce faisant, vous appréciez le degré de mobilité, le volume et la sensibilité de cet organe.

L'exploration des culs-de-sac latéraux vous montre, soit un dôme pelvien souple où, quoi qu'en aient dit certains auteurs, on ne peut sentir ni la trompe saine, ni l'ovaire sain ; soit une masse qui peut être mal limitée (périmétrite), ou bien limitée (salpingite ou corps utérin).

Il est bien entendu que nous ne donnons ici que des données très schématiques. Entrer dans plus de détails serait perdre de vue le caractère purement opératoire de ce traité.

Toucher rectal. — Le rectum dans les examens difficiles doit avoir été, autant que possible, débarrassé des matières qu'il contient. Le doigt, protégé par un morceau de baudruche et enduit de vaseline, y sera introduit sans violence. C'est l'exploration de la paroi antérieure du rectum qui est seule intéressante. Elle permet d'apprécier la partie postérieure de tout ce qui saille dans le cul-de-sac de Douglas. C'est d'ailleurs à peu près le seul mode d'exploration du petit bassin qui soit permis chez les vierges.

Le toucher recto-vaginal, préconisé par Récamier, Hegar et Schrœder peut rendre de grands services pour l'exploration de la cloison recto-vaginale.

Toucher vésical. — Il est à peu près et justement abandonné maintenant. Hors le cas de calcul, cas qui ne rentre pas dans notre sujet, nous ne lui connaissons pas d'indications. C'est d'ailleurs, que l'on emploie un laminaire ou les bougies de Hegar, une manœuvre brutale, difficile à imposer à une malade même très docile. La seule indication qu'on ait défendue jusqu'à ces derniers temps : l'exploration dans le cancer du col ayant envahi le cul-de-sac antérieur, n'est par bonheur que fort rarement nécessaire, et beaucoup de chirurgiens éminents n'ont jamais eu besoin de la pratiquer.

Examen au spéculum. — L'école française pense, avec raison, que le palper bi-manuel donne les meilleurs éléments de diagnostic, et que l'examen au spéculum est très souvent beaucoup moins utile. On ne peut cependant pas l'omettre en général, car il faut non seulement être complet, mais surtout en avoir l'air.

Dans la pratique, ayez deux spéculums, un très petit, un Cusco par exemple, avec lequel vous ferez votre examen quand il ne vous semblera guère utile et que vous tiendrez seulement à entrevoir le col ; et un grand, un Trélat-Collin, dont vous vous servirez quand l'examen visuel aura une importance réelle.

En France, on met le spéculum dans la position gynécologique. En Angleterre, on utilise le décubitus latéral. Ailleurs, on ne répugne pas à la position génu-cubitale ou génu-pectorale. Nous nous en tiendrons à l'habitude française, plus facile à faire accepter aux malades.

Examen dans la position déclive. — Plusieurs chirurgiens tendent de plus en plus à pratiquer leurs examens vaginaux dans une position déclive, analogue à celle de Trendelenburg. Il y a là, au moins avec les habitudes actuelles, toute une gymnastique qui déplaira à beaucoup de malades. De plus, c'est une position pénible que tout le monde ne peut pas supporter à l'état de veille.

Ces réserves étant faites, il est certain que souvent cette position rend rapides et aisés des diagnostics difficiles. On voit, en effet, dès que les valves font bailler le vagin, c'est-à-dire permettent l'accès de l'air, l'utérus être comme avalé vers l'abdomen. Existe-t-il une masse péri-utérine ou simplement des adhérences ? Aussitôt l'utérus s'incline et l'on voit une saillie qui correspond à la masse cherchée.

En somme, il y a là un procédé d'examen qu'il faut savoir étudier et rendre pratique. On pourrait, à la rigueur, le remplacer par la position génu-pectorale, mais nous avons dit ailleurs pourquoi cette attitude nous paraissait peu recommandable.

Hystérométrie. — Un point délicat dans l'hystérométrie, c'est d'éviter les métrites. Cette remarque fort banale mérite cependant d'être faite, car il y a là une crainte qui devrait toujours être présente à l'esprit du médecin.

Tout hystéromètre malléable peut faire l'affaire, à condition d'être bouilli ou flambé avec le plus grand soin.

On doit faire précéder l'hystérométrie d'un nettoyage aussi soigneux qu'avant une opération chirurgicale. Ne pas le faire, c'est s'exposer aux plus graves accidents.

Avant de sonder l'utérus, il faut avoir fait, par l'exploration bi-manuelle un diagnostic aussi exact que possible de la position respective du col et du corps. On peut ainsi donner au cathéter la courbure voulue et éviter des violences souvent dangereuses et toujours préjudiciables à la malade.

Faites toujours l'hystérométrie en vous servant du spéculum. Agir autrement, c'est s'exposer à porter dans l'utérus des produits septiques que l'on ramasse dans le vagin. *On ne pratiquera l'hystérométrie qu'archi-sûr de la vacuité de la matrice.*

Toucher intra-utérin. — On le fera après dilatation du col par les tiges de laminaire. Celles-ci auront été stérilisées par une immersion d'au moins 5 jours, soit dans l'éther iodoformé, soit dans l'alcool formolé. Avant de les utiliser, on les lavera rapidement dans l'eau bouillie. Elles seront introduites après les mêmes précautions aseptiques que l'hystéromètre. On utilisera leur flexibilité pour les courber avant introduction, afin qu'elles puissent épouser plus aisément les inflexions de la cavité utérine.

Anesthésie [1]

Le choix de l'anesthésique n'a pas l'importance que lui accordent beaucoup de chirurgiens. L'expérience quotidienne montre que les bons résultats sont fonction d'une bonne asepsie et d'une certaine habileté manuelle, mais qu'ils ne sont guère influencés par le mode d'anesthésie employé.

Dans la pratique, on a à choisir entre l'éther et le chloroforme. L'éther donne incontestablement un minimum de danger de mort par syncope, mais il expose, chez les prédisposés, à des poussées de bronchite et de bronchopneumonie qui, pour être rares, n'en sont pas moins fort gênantes quand elles se produisent. En outre, l'éther est

---

désagréable à prendre et les malades en gardent toujours un fort mauvais souvenir. Le chloroforme a contre lui tout un passé d'accidents malheureusement trop nombreux, aussi est-il permis de reculer toutes les fois que son emploi n'est pas indispensable. *On se passera d'anesthésique chaque fois que l'on pourra, car c'est la conduite la plus sage.*

L'expérience nous a conduit à une anesthésie mixte qui débute par l'éther, pour continuer par le chloroforme. Le début par l'éther, poussé jusqu'à la narcose complète, nous met à l'abri de la syncope chloroformique du début, syncope toujours mortelle. La continuation par le chloroforme limite le refroidissement des voies respiratoires que produit l'éther et que l'on craint à juste titre.

La seule contre-indication à cette anesthésie mixte est l'existence d'une lésion de l'appareil respiratoire ; auquel cas l'anesthésie chloroformique pure nous semble le plus généralement indiquée. Nous disons « le plus généralement », car un nouveau procédé d'anesthésie permet peut-être de résoudre ces cas embarrassants tout en étant malheureusement dangereux également.

Nous voulons parler de l'anesthésie générale par l'injection sous-arachnoïdienne de chlorhydrate de cocaïne.

Le manuel opératoire en est simple et maintenant bien réglé. On peut obtenir une anesthésie parfaite des membres inférieurs, de la région périnéale, des régions inguinales et des fosses iliaques. En un mot on peut opérer sur toute la partie sous-ombilicale du corps. Malheureusement on ne peut guère remonter au-delà. Tous les essais publiés montrent qu'en voulant aller plus haut on obtient des résultats inconstants. Tantôt l'anesthésie à la douleur est parfaite, tantôt elle est incomplète, tantôt elle manque absolument. Des opérations relativement basses, telles que les hystérectomies abdominales ou vaginales, sont souvent mal tolérées, et les douleurs sourdes, les tiraille- ments perçus par les malades forçent souvent à recourir, au cours de l'opération, à un autre mode d'anesthésie.

Si l'on joint à cette limitation, l'ennui que donnent parfois des céphalées persistantes ou des vomissements incoercibles, on arrivera à cette conclusion qu'il y a là un mode d'anesthésie intéressant, auquel un avenir brillant est probablement assuré, mais dont l'emploi est momen- tanément limité aux contre-indications des autres modes d'anesthésie.

Il est d'ailleurs assez probable que, au moins pour les grosses opérations gynécologiques, les chirurgiens hési- teront longtemps à donner aux opérées le spectacle d'une éviscération partielle, de plus cette anesthésie n'est pas sans faire courir, quelquefois, de grands dangers aux malades. *Du reste, toute méthode, quelle qu'elle soit, capable de suspendre pendant un temps, si court soit-il, la sensibilité peut, dans certains cas spéciaux que la science ne peut hélas prévoir, amener des accidents mortels sans qu'il soit possible d'incriminer la technique ou l'anesthésiant.*

Mais voyons de plus près la technique des injections sous arachnoïdienne, de chlorhydrate de cocaïne.

Le chirurgien doit avoir : 1° Une seringue de 1 à 2 grammes, complètement stérilisable. Les seringues de verre de Lüer sont parfaites à ce point de vue. On les met à bouillir pendant un bon quart d'heure, en ayant soin de retirer complètement le piston du corps de pompe. Le seul inconvénient de ces seringues est d'être extrêmement cassantes. On oublie trop souvent que la sortie du piston n'est limitée par aucun arrêt, et c'est au moment où l'on vient d'armer la seringue que le piston achève de sortir, tombe et se brise.

2° Une aiguille de platine iridié, s'adaptant sur la seringue de Lüer et longue de 12 à 15 centimètres. Cette aiguille sera flambée au moment de s'en servir, ou mieux bouillie et flambée ensuite.

3° Une solution de cocaïne contenant 0,02 centigrammes de sel par gramme de solution. Cette solution sera stérilisée conformément à la technique indiquée au formulaire obstétrical. On trouve d'ailleurs dans le commerce des ampoules qui contiennent une solution spécialement préparée.

On lavera à la brosse, à l'eau bouillie chaude et au savon, les régions lombaire et sacrée de la malade. On rincera à l'eau bouillie, puis on passera à l'éther, à l'alcool et au formol.

Cela fait on se fera indiquer par un aide aseptique le niveau des crêtes iliaques, la femme étant assise sur la table et légèrement penchée en avant. En palpant la crête dorsale on sentira, soit au niveau indiqué, soit immédiatement au dessus, une apophyse épineuse lombaire.

Les limites supérieure et inférieure de cette apophyse se sentent parfois d'une façon parfaite. D'autres fois on n'a qu'une sensation confuse ; les ligaments interépineux et les apophyses épineuses forment un tout qui semble continu.

En y regardant bien cependant, on sent de place en place une saillie en forme de colline. Cette saillie, dont on peut accrocher avec l'ongle la limite supérieure, est formée par l'extrémité supérieure du bord postérieur d'une apophyse épineuse.

Vous rappelant ces choses trouvez donc l'apophyse épineuse en question. Marquez avec l'ongle sa limite supérieure ; et à un centimètre en dehors d'elle, sur la droite pour être mieux à votre main, enfoncez d'un petit coup sec votre aiguille. Si vous êtes adroit ce premier coup ne vous fait traverser que la peau. La malade crie un peu, se redresse, puis reprend sa position.

Si vous êtes maladroit, vous allez du premier coup en plein muscle, et la puissante masse sacro-lombaire se contractant, vous casse net votre aiguille. Ne traversez donc que la peau, seul temps douloureux, puis tout étant de nouveau au repos, enfoncez à travers le muscle, bien horizontalement, mais un peu en dedans, comme pour rejoindre la ligne médiane à 3 centimètres. Tout à coup vous butez contre un mur, c'est le ligament jaune. Reconnaissez-le, assurez-vous par quelques légers contacts que ce n'est pas l'os, enfin, traversez-le. Votre pointe est libre. Quelques gouttelettes d'un liquide clair, incolore, très mobile, coulent rapidement par l'ouverture de votre aiguille. C'est le liquide céphalo-rachidien.

Il ne vous reste plus qu'à injecter au maximum un centimètre cube de la solution de cocaïne et à obturer la petite piqûre avec une goutte de collodion iodoformé.

La malade aura fait un léger repas une heure avant l'opération.

Dans les cas où l'intervention sera de très courte durée (incision d'un phlegmon, furoncle, panaris, ouverture d'une bartholinite, etc.) et que la malade pusillanime désirera absolument être insensibilisée, on pourra employer le bromure d'éthyle ; la malade étant couchée on versera sur un mouchoir plié ou dans un petit masque de flanelle, quelques gouttes de l'anesthésique que l'on fera respirer à la patiente pour l'habituer à l'odeur du produit. Ce premier résultat obtenu, on en versera d'un seul coup une vingtaine de grammes qui, très rapidement, produiront l'anesthésie. L'opération terminée, la malade pourra manger comme d'habitude, ne sera pas incommodée par des vomissements et gardera un excellent souvenir de son anesthésie.

Généralités sur la technique
d'une laparotomie

A part des exceptions très rares et qu'il est inutile de prévoir pour le moment, on doit employer la position inclinée de Trendelenburg. L'éloge n'en est plus à faire et tous ceux qui ont utilisé cette attitude, ou qui seulement l'ont vu utiliser, sont pleinement convaincus de ses indiscutables avantages. Quelques fautes sont à éviter cependant dans l'emploi du plan incliné. La plus ordinaire est de ne pas placer l'extrémité céphalique du plan assez près de l'extrémité correspondante de la table de soutien, en sorte que la tête de la malade peut porter sur la table et être fléchie sur le tronc. Cet attitude crée un obstacle respiratoire sérieux, l'anesthésie est complètement impossible et nous avons entendu, non sans un sourire, un chirurgien, d'ailleurs expérimenté, accuser de ce contre-temps la position déclive. Corrigez donc la position de votre plan incliné et vous n'aurez pas d'ennuis.

Une autre faute est de laisser ballants les bras de la malade. Leur partie postéro-externe porte sur le bord tranchant du plan incliné et cette compression donne dans certains cas une paralysie radiale. Il faut que les bras soient relevés en anse de chaque côté de la tête et que leurs poignets soient assujettis au plan incliné par une courroie modérément serrée.

Quel qu'ait été le soin des lavages antérieurs, on doit

recommencer un nettoyage complet sous l'anesthésie, immédiatement avant l'opération. Brossage prolongé à l'eau bouillie et au savon, fait avec une brosse bouillie et par un aide aux mains aseptiques. Puis, l'aide qui a savonné retourne se laver les mains, pendant que le chirurgien lui-même, complètement aseptisé, chasse le savon avec un courant d'eau chaude formolée, puis passe à l'alcool et à l'éther.

L'aide revient se placer en face du chirurgien. Les champs opératoires sont disposés. Il est commode d'employer un ou deux très grands champs, dont l'un est fendu au niveau du point où sera l'incision. Des pinces à forcipressure, incisant le bord des champs et les courroies qui tiennent les cuisses, empêcheront les champs de glisser.

On peut alors mettre la malade dans la position déclive.

L'incision sera faite sur la ligne médiane en reconnaissant les plans successifs ; il faut, dans la partie inférieure de la plaie, penser toujours à la vessie. Elle forme en général un bourrelet perceptible au doigt, mais, surtout quand le bistouri l'approche de trop près, elle donne lieu à une hémorrhagie notable qui doit éveiller l'attention. Dès que le péritoine est ouvert, séparez-le avec deux pinces de chaque côté. Puis placez votre écarteur abdominal à trois valves.

L'écarteur n'est pas toujours nécessaire ; on ne le mettra pas par exemple dans le cas d'une opération rapide et simple, telle qu'un kyste de l'ovaire sans adhérences. Son emploi n'est indispensable que pour une opération profonde où l'on veut voir clair.

L'intestin au cours d'une opération, quelle qu'elle soit, doit toujours être recouvert et protégé par de larges compresses. Il faut surtout bien garnir tout son champ opératoire intra-abdominal, si l'on craint de crever une poche kystique au cours d'une décortication.

Ces larges compresses peuvent être en toile ou en tarlatane, à plusieurs épaisseurs. Nous avons l'habitude des compresses de tarlatane qui nous semblent mieux absorber les liquides et conséquemment mieux protéger l'intestin.

Pendant l'opération l'hémostase doit être aussi parfaite que possible. Sachez ne pas faire de gros pédicules, mais pincer exactement l'artère qui saigne. Cela expose moins au sphacèle des tissus et met complètement à l'abri des hémorrhagies secondaires. Comme fil à ligature on a le choix entre le catgut et la soie. Les deux remplissent très bien leur office. Nous préférons, dans les cas où il n'y aura pas à drainer, employer la soie qui, très résistante sous un petit volume, permet d'étreindre plus fortement les tissus.

Beaucoup de chirurgiens attachent avec raison une grande importance au fait de ne point laisser dans l'abdomen de surfaces cruentées. Ils évitent ainsi un suintement sanguin qui peut être abondant et ne s'exposent pas à voir des adhérences souvent douloureuses, toujours gênantes. C'est une pratique que nous suivons toutes les fois que les circonstances la rendent possible.

Reste à traiter une dernière question : celle du drainage. Quand faut-il drainer ? et comment faut-il drainer ?

En principe on peut se passer de drainer toutes les fois que, l'asepsie instrumentale et manuelle étant supposée parfaite, on n'a ouvert ni collection ni cavité septiques. Dans la pratique il est prudent d'étendre cette indication un peu trop limitée. Nous avons coutume de drainer, outre les cas d'infection évidente, toutes les fois que nous laissons une surface dénudée ou qu'une opération a duré trop longtemps. Cette pratique semble nous avoir donné des succès dans des cas qui, traités avec moins de circonspection, auraient donné lieu à des suites moins bénignes. Quant au procédé de drainage nous n'en employons plus qu'un : le drain de caoutchouc. Depuis longtemps nous nous sommes assuré que le tamponnement dit « à la Mickulicz » ou la simple mèche de gaze donnent un défectueux écoulement des liquides et sont très douloureux à retirer.

L'accord n'est pas encore fait entre les gynécologues sur les meilleures voies de drainage. Beaucoup profitent d'une hystérectomie pour mettre un drain vaginal. D'autres, même quand le vagin n'a pas été ouvert, le perforent au niveau du cul-de-sac de Douglas et drainent ainsi par ce qu'ils appellent le point le plus déclive. Faisons remarquer tout de suite que cette dernière voie a pris naissance dans une conception anatomique erronée. *Il n'est pas vrai que sur une femme couchée, le point le plus déclive soit le cul-de-sac de Douglas.*

Certains chirurgiens font le drainage abdomino-vaginal ; d'autres enfin s'en tiennent systématiquement au drainage abdominal après une bonne réfection du péritoine pelvien.

Pour notre part, nous considérons comme démontré que la cavité vaginale est toujours sujette à caution, quels qu'aient été les lavages antérieurs, et nous laissons, aussi rarement que possible, l'abdomen communiquer avec le vagin.

Nous ne reconnaissons pas d'indications au drainage abdomino-vaginal. Quand nous drainons, en effet, c'est afin d'assurer l'écoulement des liquides du petit bassin, et non pour risquer de transporter, du vagin dans le pansement abdominal, des produits septiques dont nous voulons précisément empêcher la pénétration dans l'abdomen.

Le meilleur drainage nous paraît être l'abdominal, après

bonne réfection du péritoine pelvien. Terrier y joint une précaution fort intéressante : l'aspiration dans le drain avec l'appareil de Potain. Bien entendu on remplace l'aiguille par une simple chemise de canule.

On doit pratiquer cette aspiration chaque matin. Le jour où elle ne ramène plus de liquide on retire le drain.

Cette question d'enlèvement des drains présente quelques difficultés dans la pratique et de jeunes chirurgiens pèchent souvent par trop de hardiesse ou par trop de pusillanimité.

On doit distinguer les drains de *sûreté* des drains de *nécessité*.

Les drains de *sûreté* sont mis pour parer à un suintement sanguin, à une effusion intra-péritonéale de liquide aseptique, à une opération longue qui fait craindre une légère infection. Ceux-là *doivent* être retirés au bout de 48 heures, s'il n'y a pas eu d'ascension fébrile.

Les drains de *nécessité* sont mis pour parer à une infection *certaine*, par exemple la rupture dans l'abdomen d'une salpingite purulente, l'écrasement par les pinces d'un cancer du corps de l'utérus, etc..., on *doit* les laisser jusqu'à ce que l'écoulement, soit presque totalement tari. Quand nous disons : « les laisser », cela sous-entend un premier changement de drain le troisième jour et ultérieurement un changement quotidien. Le point capital est de ne jamais diminuer le calibre du drain, mais simplement de le raccourcir.

Les instruments

Nous avons vu, à propos des opérations obstétricales, quels étaient les instruments de première nécessité, qui trouvent leur emploi dans toute intervention chirurgicale. Outre ces instruments de première nécessité, le gynécologue doit avoir un écarteur abdominal à trois valves, six pinces de Segond à mors courts qui serviront, tant pour les hystérectomies vaginales que pour les hystérectomies abdominales, trois ou quatre clamps droits et courbes, un tire-bouchon désenclaveur de Delagenière ou de Doyen, quatre pinces de Museux, deux pinces à griffes de Pozzi pour le col utérin, trois ou quatre pinces à pansement utérin, des curettes, deux spéculums de Trélat-Collin (moyen et grand), une valve postérieure pour les opérations intra-vaginales et une valve antérieure longue et étroite pour la vessie. En s'armant ainsi, le chirurgien sera sûr de mener à bien toutes les opérations gynécologiques.

Ces instruments seront mis et transportés dans une boîte en nickel ayant les dimensions suivantes :

Longueur	40 centimètres
Largeur	14 »
Hauteur	9 »

En se reportant à la partie obstétricale on verra de quelle façon on peut assurer son asepsie instrumentale par l'ébullition, et utiliser les deux parties de la boîte métallique comme plateau pendant l'acte opératoire.

Une seule observation reste à faire. Les pinces à forcipressure qui n'ont pas une grande importance dans les quelques opérations nécessaires en obstétrique, tiennent une place importante en gynécologie. Elles doivent être excellentes, sortir des meilleurs maisons et n'avoir été acceptées qu'après un examen attentif de chacune d'entre elles.

L'expérience de notre pratique gynécologique nous a montré que les pinces de Spencer Wells présentaient le maximum d'avantages.

Le matériel

L'idéal pour ie gynécologue est évidemment de pratiquer ses opérations les plus graves dans une maison de santé ou dans une clinique. Avec un personnel spécialement entraîné, on évite souvent ainsi de grandes pertes de temps et mille petites fautes de détail. C'est ainsi du moins que raisonnent la plupart des chirurgiens.

Il faut convenir que, dans la pratique gynécologique, les choses s'écartent pas mal de ce point de vue très théorique. Les deux tiers des opérations appartiennent en somme à la chirurgie courante et il est bien évident que pour refaire un périnée, pour curetter un utérus, pour faire un Schröder, il n'est besoin ni d'un jour spécial, ni d'un matériel bien particulier. Toute pièce grande, propre, bien éclairée, contenant une grande et deux petites tables fera l'affaire.

Restent les opérations abdominales sérieuses, celles qui réclament l'emploi du plan incliné de Trendelenburg. Il est certain que l'éclairage supérieur les rend plus faciles, mais il ne faut rien exagérer. En se mettant aussi près que possible d'une fenêtre large et haute on éclairera très suffisamment le petit bassin. Quant à la position de Trendelenburg elle sera obtenue à l'aide d'une table basse qu'il est facile de rendre portative et d'un plan incliné bon marché, celui de Péraire par exemple.

Outre votre table d'opération, faites votre possible pour disposer de trois tables. L'une vous servira pour le lavage des mains. Vous y disposerez deux cuvettes flambées, une grande marmite contenant de l'eau bouillie, une petite casserole dans laquelle deux brosses pour les ongles auront subi l'ébullition, enfin deux morceaux de savon blanc de Marseille.

Les deux autres tables, aussi portatives que possible, seront placées de part et d'autre de la table d'opération et supporteront : de votre côté les instruments et une cuvette de formol au 1/1 000 et du côté de votre aide les compresses ainsi qu'une cuvette semblable. Inutile de rappeler que ces cuvettes auront été flambées avec le plus grand soin, devant vous, immédiatement avant de servir et que la solution de formol aura été préparée avec de l'eau bouillie.

La stérilisation des champs opératoires et des compresses est un des problèmes que les chirurgiens ont le plus de mal à résoudre et que trop souvent ils résolvent mal. Il est cependant extrèmement simple.

Si vous avez à votre disposition, soit chez vous, soit chez un pharmacien, un autoclave ; ayez des seaux en nickel à fermeture en baïonnette et à couvercle muni d'un obturateur, s'ouvrant et se fermant par un simple mouvement de rotation. On trouve ces seaux ou boîtes cylindriques dans le commerce ; malheureusement les modèles que l'on vend couramment sont trop grands et l'asepsie en est souvent incomplète à cause de la masse trop considérable à stériliser. C'est là un détail que beaucoup de praticiens ignorent et qui mérite la plus grande attention.

Pour notre part, nous n'employons que des boîtes mesurant 25 centimètres de hauteur et 15 centimètres de diamètre intérieur. Ainsi construites, elles sont assez grandes pour contenir les champs et les compresses néces-

saires à une périnéorrhaphie par exemple ; pour une laparotomie, sérieuse on en emploie deux et au maximum trois.

Autant que possible, si vous employez un autoclave,
maniez-le vous-même, car beaucoup de gens croient, de
la meilleure foi du monde, savoir stériliser et en sont
complètement incapables. Pour vous-même, rappelez-
vous ceci :

Le fond de votre autoclave sera garni d'eau. La boîte
chargée de compresses *légèrement* humides sera placée sur
la grille, l'obturateur du couvercle étant ouvert. Prenez
alors votre autoclave en serrant d'abord simplement les
écrous au contact avec la main, puis achevez le serrage à
clef, petits coups par petits coups, en allant d'un écrou à
l'autre et en agissant autant que possible sur des écrous
diamétralement opposés. Vous évitez ainsi l'inconvénient
d'écraser le cuir d'un côté, en laissant une fuite de l'autre.

Assurez-vous alors que votre robinet d'échappement de
vapeur est ouvert, puis allumez.

Pendant un temps qui varie avec la dimension de l'autoclave et l'intensité de la source de chaleur, le jet de
vapeur qui sort par le robinet est mélangé d'air, c'est-à-
dire *discontinu*. Il faut attendre que tout l'air soit sorti,
c'est-à-dire que le jet de vapeur soit continu. A ce moment, fermez le robinet d'échappement. Graduellement la
pression monte. Elle doit aller jusqu'à la division 2 du
manomètre, qui correspond à 124°. Ce chiffre étant atteint,
maintenez-vous y en agissant sur le robinet d'arrivée du
gaz. En 10 minutes, le réglage est fait.

Ayez surtout présent à la mémoire ce principe : *que le
temps de stérilisation ne doit être compté qu'à partir du
moment où vous avez atteint 124°. A compter de cet instant,
il vous faut 1 heure 1/4 pour être sûr d'avoir stérilisé jusqu'au centre les boîtes de la dimension sus-indiquée.*

Au moment d'ouvrir votre autoclave, souvenez-vous que dès l'enlèvement du couvercle, votre premier mouvement doit être de tourner l'obturateur de votre boîte de compresses.

Si vous êtes forcé de confier la stérilisation à une main étrangère, ne négligez pas l'artifice des tubes témoins. Faites mettre dans de petits tubes de verre scellés aux deux bouts, de l'acide phtalique et un peu de « vert brillant ». Cette couleur, à l'état pulvérulent, n'apparaît pas. Elle donne, au contraire, une belle teinte dès que l'acide phtalique est fondu. Mettez un tube immédiatement au-dessous du couvercle et un autre à mi-hauteur de votre boîte, au milieu des compresses.

Dans tout ce qui précède, nous avons supposé qu'un autoclave était disponible. Cette hypothèse ne représente pas la généralité des faits. Souvent le chirurgien manque de cet instrument qui, d'ailleurs, n'est aucunement indispensable.

On prend alors une marmite en fer émaillé, on l'emplit de ses compresses et de ses champs opératoires, on ajoute de l'eau et plusieurs poignées de sel et l'on met bouillir pendant trois bons quarts d'heure. Ce temps sera compté comme toujours à partir du début de l'ébullition. Dans la pratique, il est prudent et commode de faire bouillir la veille de l'opération et de faire rebouillir, pendant 10 minutes, le matin même. Il reste, au moment de l'intervention à garnir d'une large compresse une grande cuvette flambée et à y poser les compresses que l'on exprime l'une après l'autre avec des mains stériles garnies, si cela est possible, avec des gants de caoutchouc bouillis. Le tout sera, pendant les temps préliminaires, recouvert d'une large compresse stérilisée qui arrêtera les poussières dans leur chute.

Il nous reste à parler d'une partie du matériel dont

l'importance n'a été montrée que depuis trop peu de temps. Nous voulons parler des gants imperméables. Ayez-en toujours deux ou trois paires. Pour tout ce qui est septique et *facile* à faire, ils sont parfaits. En vous en servant, vous n'aurez jamais les mains souillées et vous pourrez à tout moment de la journée entreprendre les opérations les plus délicates au point de vue de l'asepsie.

Ces gants ont d'ailleurs un autre avantage auquel nous avons fait allusion plus haut. Ils permettent de manier impunément le matériel qui doit servir à une opération. En agissant ainsi, on est sûr de ne contaminer ni les instruments, ni les compresses, et l'on peut, sans se gêner, toucher des objets qui sortent de l'ébullition.

En somme, tout ce qui a trait à l'asepsie et à la préparation d'une opération abdominale, même sérieuse, est fort simple. Avec les règles que nous venons de poser, on peut résoudre extemporanément, et presque n'importe où, tous les problèmes que pose la pratique. Si cependant vous êtes assez heureux ou assez fortuné pour disposer d'une maison d'opération ou d'une clinique, sachez prendre une conscience exacte de vos besoins réels. Ne vous embarquez ni dans des frais, ni dans des complications inutiles. Oubliez volontairement ces palais luxueux aux dépens des malades, où l'on prodigue toutes les formes de l'énergie électrique, et toutes les ressources d'une mécanique ingénieuse, mais trop chère et inutilement compliquée. Souvenez vous qu'il vous faut deux choses : du jour et de l'eau stérilisée. Le jour doit être latéral et supérieur. Prenez la précaution d'avoir une double paroi vitrée dans la partie éclairante de votre plafond.

Vous éviterez ainsi que les eaux de condensation produites par le froid extérieur ne tombent goutte à goutte dans le ventre de vos malades.

Pour votre eau, faites simple, très simple. Ayez deux chaudières éprouvées comme le sont celles de l'industrie. Vous n'avez d'ailleurs besoin que d'une pression de deux atmosphères.

L'une de vos chaudières sera chauffée directement par une puissante rampe de gaz. Quand son contenu aura été maintenu dans les environs de 125° pendant 3/4 d'heure, vous le ferez passer dans la seconde chaudière. Ce dernier récipient vous donnera l'eau froide. Une nouvelle chauffe de la première chaudière vous fournira l'eau chaude. Un robinet à 3 voies vous procurera tous les mélanges dont vous aurez besoin.

Ces détails paraîtront inutiles, même à des praticiens éclairés. Notre opinion est entièrement différente. Nous ne nous lasserons jamais de répéter que les antiseptiques ont vécu et que l'eau *stérilisée* est seule indispensable.

L'aide

Tous les chirurgiens, surtout les jeunes, au début d'une organisation pratique, sont gênés par le manque d'un aide sûr et habile. Une ville, quelle qu'elle soit, fourmille de médecins de bonne volonté qui se croient aptes à prendre ·part aux plus redoutables interventions, car la chirurgie a ceci de particulier que, dès que la responsabilité est prise par autrui, personne n'hésite à plonger ses mains dans l'abdomen du prochain. Il est aisé de comprendre que le chirurgien, vraiment soucieux de ses résultats, hésite à confier son avenir à de pareils coadjuteurs. De cet état d'esprit naissent une foule de petits problèmes, plus difficiles souvent à résoudre que ceux du diagnostic ou de l'indication opératoire.

Tout jeune chirurgien doit, dès ses débuts, se former un aide. Avant d'agir, il doit s'expliquer franchement avec lui sur sa conception de l'asepsie. Il doit surtout obtenir de lui une véritable confession de tous les contacts septiques qu'il a pu subir pendant les jours qui précèdent immédiatement l'acte opératoire. Si l'aide a dû récemment s'occuper d'une infection puerpérale, d'un érysipèle, d'un phlegmon diffus, etc., il est de la prudence la plus élémentaire de le tenir pour extrêmement suspect, quel que soit d'ailleurs le soin avec lequel il se propose de désinfecter ses mains. Il faut savoir que les mains imprégnées de cultures virulentes peuvent *parfois* devenir aseptiques, mais que cette asepsie n'est *jamais* sûre.

Que faire alors? On doit, si un autre aide n'est pas disponible, utiliser les gants imperméables. L'aide sera peut-être moins adroit, mais qui oserait soutenir qu'une perte de temps ne vaut pas mieux qu'une infection péritonéale.

En somme, à condition de vouloir, on peut être aidé d'une manière suffisante au point de vue de l'asepsie. Mais tout n'est pas là. Sachez encore user de votre aide, ne pas le fatiguer inutilement, ne pas le rebuter surtout par des violences qui prennent généralement leur source dans votre manque de sang-froid ou dans votre maladresse. Si un fil casse, si une pince dérape, rappelez-vous toujours que vous aurez plus vite fait de remplacer le fil et de changer la pince que de vous répandre en invectives qui indisposent l'aide et ne font pas avancer l'opération.

L'aide n'est d'ailleurs pas individuellement lié à tout acte opératoire en gynécologie. Beaucoup de petites opérations peuvent se pratiquer sans aucune assistance, et vous devez, par exemple, mettre votre amour-propre à faire un curettage sans le secours d'autrui.

Soins pré-opératoires

Dans tous les cas où l'on n'a pas à faire une intervention d'urgence, on doit préparer les opérées avec le plus grand soin. Pendant les jours qui précèdent l'acte opératoire trois grands bains savonneux seront donnés. Après le premier on rasera la région opératoire, à savoir l'aisselle si l'on opère sur le sein, le pubis et les grandes lèvres si l'on opère soit sur l'abdomen, soit par la voie vaginale.

Chacun des deux autres bains sera suivi d'un savonnage soigneux de la région, fait avec de l'eau bouillie. On mettra dans l'intervalle un pansement constitué par de la gaze stérilisée très faiblement humide.

Toutes les fois que, par des hémorrhagies, ou pour toute autre cause, la malade paraîtra très affaiblie, on lui fera des injections sous-cutanées de sérum artificiel.

La purgation, la veille de l'opération, est une vieille habitude de la chirurgie. Il n'est pas bien certain qu'elle soit toujours indispensable. Toutefois il est presque toujours prudent de la prescrire, et nous nous sommes bien trouvés maintes fois d'y avoir eu recours. C'est surtout combinée à la constipation qu'elle donne d'heureux résultats, dès que l'on doit opérer sur une région que l'on a intérêt à soustraire au contact des matières. Dans nos opérations vaginales et périnéales nous purgeons le matin qui précède l'opération, puis le soir nous commençons la constipation par une pilule de 5 centigrammes d'extrait thébaïque. Chaque jour une nouvelle pilule est prise jusqu'à l'ablation des fils.

Il est utile également de veiller à la désinfection des dents et en général de la bouche.

Les complications pulmonaires de l'anesthésie prennent naissance grâce aux bactéries de la cavité buccale (¹); aussi conseillons-nous de ruginer les dents pour peu qu'elles

____

(¹) Voir à ce sujet la brochure du Dʳ H. Fischer : Le froid est-il dans les maladies aiguës une cause pathogène aussi importante que les anciens médecins le croyaient ou aussi nulle que certains modernes le pensent, pages 80 et 81. Boyer éditeur (broch. in-8, 120 pages), 1899.

soient englobées par un abondant dépôt de tartre. Les caries dentaires seront obturées avec un tampon d'ouate imbibé de formol ou de teinture de benjoin. Enfin nous prescrivons habituellement, pour la toilette buccale, tant dans les jours qui précèdent l'opération que dans les jours qui la suivent, l'emploi du liquide suivant :

Formol à 40 0/0	5 grammes
Essence de badiane	1 gr. 75
Essence de Menthe	2 grammes.
Alcool à 90° . , ...	200 grammes.

Mettre une demi-cuillerée à café par verre d'eau tiède. Employer en gargarismes et en bains buccaux au moins 4 fois par 24 heures.

Nous avons l'habitude de nourrir fort substantiellement nos malades pendant les 24 heures qui précèdent l'acte opératoire. Le lait, les jaunes d'œufs délayés dans du bouillon, les grogs au rhum ou au cognac, les purées de viandes rouges très peu cuites sont employés avec succès. Nous prenons seulement la précaution de donner moins de nourriture au repas du soir.

Quand on emploie l'anesthésie par l'injection lombaire de cocaïne, il faut donner un repas une heure avant l'opération. Un potage et une tasse de café font l'affaire. Leguen et Kendirdjy, ainsi que Pédeprade ont insisté sur ce point.

Soins post-opératoires

L'emploi de linges chauds, de l'éther et de la caféine, des injections massives de sérum artificiel, est indiqué aussitôt après l'acte opératoire, dans tous les cas où l'on a affaire à des malades affaiblies.

Les vomissements dus à l'anesthésie seront diminués ou calmés par l'application sur le cou de linges imbibés d'eau glacée, ou par l'inhalation de quelques gouttes d'acide acétique versées sur un mouchoir. Nous avons dans le même but utilisé parfois avec des succès surprenants quelques cuillerées à café d'une de ces préparations glacées à l'alcool et à l'angusture, connus sous le nom de « cocktail. »

Dans les cas où l'on constipe la malade, il faut se contenter de l'alimentation lactée.

Il est inutile de purger les malades 48 heures après les grandes opérations, comme le font la plupart des chirurgiens. Un lavement suffit pour évacuer l'intestin, et il fatigue très peu les malades, à moins toutefois que l'on ne craigne des accidents dus à l'infection du péritoine ou à la parésie intestinale, cas dans lesquels on prescrira tous les jours un ou deux lavements térébenthinés du codex.

Tout pansement postérieur à l'opération sera fait avec les plus grandes précautions aseptiques. On voit trop souvent des plaies primitivement stériles être inoculées dans les jours ultérieurs.

Tout bandage de corps laissé plusieurs jours en place doit être surveillé 3 fois par 24 heures, en portant une attention particulière à la tension convenable des souscuisses.

Après l'ablation des fils, s'il n'est pas nécessaire de maintenir un pansement, on appliquera pendant quelques jours une couche de collodion sur la ligne de sutures.

Malformation des organes génitaux

L'absence ou l'atrophie marquée de l'utérus ne créent pas d'indication particulière, à moins que des douleurs dysménorrhéiques très intenses ne forcent la main au chirurgien. On fera alors, à l'exemple de Tauffer, de Laugenbeck, de Peaslee, de Savago, de Kleinwächter, de Martin, la castration double.

Dans le cas d'imperforation du vagin, si l'utérus est bien développé, et s'il **y a** des symptômes nets d'*hématométrie*, on rétablira la continuité du canal vaginal. Très souvent une simple incision, faite aux ciseaux, suffit.

Reste une question que nous ne pouvons guère discuter ici. Est-on autorisé, dans le cas d'une difformité sexuelle sans accidents consécutifs, à créer un vagin artificiel ? Le Fort a résolu la question par l'affirmative, c'est du reste la conduite qu'a suivie avec succès, dans un cas, le docteur H. Fischer. Il s'agissait d'une jeune femme nouvellement mariée qui vint le consulter pour de violentes douleurs qu'elle éprouvait pendant et après chaque coït ; la copulation avait lieu dans l'urèthre très large. La création d'un vagin artificiel fut relativement facile, il existait un utérus normalement développé qui fut ainsi mis en communication avec l'extérieur, toutefois les règles n'ont jamais apparu bien qu'il y ait déjà cinq ans que l'opération a été pratiquée.

Incontinence d'urine essentielle
de la femme

(Opération du Dr H. Fischer) [1]

L'incontinence d'urine essentielle est une affection fréquente chez la femme : sa pathogénie est très obscure, elle peut être complète ou incomplète. Dans l'incontinence complète, l'urine s'écoule constamment, goutte à goutte, le réservoir vésical restant vide : dans l'incontinence incomplète la vessie retient une certaine quantité de liquide, mais le moindre effort, toux, rire, éréthisme génital, suffit à faire écouler une quantité plus ou moins grande d'urine.

Nous ne rangeons point sous le nom d'incontinence essentielle celle qui dépend d'une tumeur, d'une déviation utérine ou d'un état pathologique tel que : épilepsie myélite, paraplégie, débilité sénile ou une affection vésicale quelconque.

---

[1] Voir : Libération latérale et inférieure du méat urinaire, dans le traitement de l'incontinence essentielle d'urine chez la femme, par le D^r II. Fischer (opération nouvelle), parue chez Jouve et Boyer, Paris, broch. in-8, 1896, et aussi la thèse du Dr H. Flouquet, soutenue à Paris en 1899, sur « un nouveau traitement chirurgical de l'incontinence d'urine chez la femme » et le *Vade-Mecum* de thérapeuthique chirurgical des Médecins praticiens du Dr H. Fischer, paru chez Boyer, 1900, in-8, page 242 et suivantes.

L'incontinence d'urine essentielle est l'écoulement habituel, fréquent, inconscient, indolore de l'urine ; nous éliminons par notre définition l'écoulement nocturne d'urine chez les petites filles, qui cesse souvent spontanément au moment de la puberté, et qui, d'ailleurs, lorsqu'il continue après la formation, est justiciable de notre opération. On a employé, sans succès d'ailleurs, contre cette affection une infinité de moyens thérapeutiques, dont la richesse même est un aveu d'impuissance. C'est en avril 1896 que le Dr H. Fischer pratiqua pour la première fois l'opération que nous allons décrire. Cette nouvelle opération, que Fischer a baptisée du nom de « libération latérale et inférieure du méat », pour bien en indiquer son *modus agendi* et *operandi*, est facile, nullement dangereuse, à la portée du plus humble des praticiens, *réussissant toujours*, et ne nécessitant aucune instrumentation spéciale ; elle est appelée à rendre de grands services aux malheureuses atteintes de cette triste infirmité. Décrivons maintenant comment Fischer pratique cette petite et si utile opération : « Le pénil et la vulve rasés, le vagin et la vulve aseptisés comme dans toute opération sur les organes génito-urinaires d'ailleurs, la malade mise dans le décubitus dorsal, les jambes relevées, tenues écartées par des aides ou par une béquille de Clover dans le cas où l'on ne disposerait point d'un personnel suffisant, on incise verticalement, de chaque côté du méat urinaire, la muqueuse vaginale, dans une étendue de 2 à 3 centimètres, on prolonge cette incision de 3 à 4 centimètres dans le vagin, dans la direction du col, parallèlement à la direction de l'urèthre que l'on ne doit pas entamer, puis on excise en dehors de cette incision et dans toute son étendue une petite bande de muqueuse vaginale d'un centimètre de largeur, ce qui, dans tous les cas, assure la réussite opératoire ; ensuite on résèque la bride uréthro-vulvo-vaginale ; on enlèverait, s'il y avait lieu, la partie de l'hymen ou des débris de l'hymen correspondant à l'aire opératoire. On suture après, isolément, chacune des lèvres de la diérèse à la soie fine, pour éviter la réunion consécutive des surfaces cruentées, qu'on laisse se cicatriser séparément, en imposant entre les surfaces de section un morceau de gaze iodoformée, ce qui est important, car leur réunion compromettrait grandement le résultat de l'opération, si même elle n'amenait pas un échec complet. On bourre le vagin de gaze iodoformée.

La malade est sondée trois fois en 24 heures pour éviter la contamination de la plaie par l'urine : (on pourrait aussi mettre à demeure une sonde de Pezzer qui remplirait les mêmes indications). On maintient la malade au lit deux ou trois jours. Pendant trois à quatre semaines on renouvelle tous les jours le pansement, en surveillant attentivement la cicatrisation, afin d'empêcher la réunion des bords de la plaie ».

Vaginisme

On appelle vaginisme la contraction réflexe douloureuse des muscles de la vulve et du périnée pendant le coït ou lors de l'introduction d'un doigt explorateur ou d'une sonde. Dans les cas graves, il est un obstacle au coït qui peut devenir impossible, ou, s'il est possible au prix de douleurs atroces, il empêche la fécondation, car les contractions ne laissent point séjourner dans le vagin la liqueur séminale qu'elles chassent au dehors.

Les malades atteintes de cette affection sont toujours des névropathes ; leur état nerveux est naturellement exaspéré par le vaginisme qu'il faudra toujours guérir si l'on tient à honneur de diminuer leurs accidents nerveux. Les muscles affectés sont le constricteur du vagin, le transverse du périnée et le releveur de l'anus.

Les causes du vaginisme sont complexes ; il est occasionné par des ulcérations, des fissures ou même de simples érosions de la vulve, par des caroncules myrtiformes irritables, par des débris d'hymen mal perforé, par l'angustie du vagin et aussi par une fissure à l'anus ou des hémorrhoïdes douloureuses ou un polype de l'urèthre.

En pathologie on distingue un vaginisme supérieur et un vaginisme inférieur, selon que la partie supérieure seule de la vulve se contracte ou seulement la partie inférieure. En pratique, il importe de ne pas faire cette distinction, toute théorique d'ailleurs, et d'agir comme si tout le vagin se contracturait. On obtiendra ainsi la guérison de cette pénible affection dans tout les cas.

Traitement. — On prescrira d'abord des attouchements de la vulve et du vagin plusieurs fois par jour avec un pinceau imbibé de cocaïne ; on pratiquera ensuite la dilatation forcée du vagin avec le dilatateur Trélat, à trois branches. Si, par ces petits moyens, on n'amenait point la sédation des accidents, il faudrait employer le procédé du Dr H. Fischer, c'est-à-dire exciser les caroncules myrtiformes, les débris d'hymen et les fissures ou excoriations quelconques de la vulve, avec la plus minutieuse asepsie, puis suturer les solutions de continuité afin d'obtenir une réunion par première intention. Ceci fait, on incisera la peau tout autour de la vulve et parallèlement à elle, à un centimètre en dehors d'elle ; l'incision partira du clitoris d'un côté pour aboutir à celui du côté opposé ; la peau et le tissu cellulaire sous-cutané incisés, l'hémostase faite, on mobilisera bien la peau pour facilement apercevoir en haut le constricteur du vagin dont on réséquera de chaque côté une tranche de 2 à 2 centimètres environ ; en bas, de chaque côté de la fourchette, on enlèvera une égale quantité du constricteur, du transverse et du releveur de l'anus. Après hémostase méticuleuse, on suturera, on mettra un pansement maintenu en place par un bandage en T et une sonde de Pezzer à demeure. Dans la même séance on enlèverait le polype uréthral ou l'on pratiquerait la dilatation de l'anus, s'il y avait lieu, selon l'indication ; on aurait pris les précautions antiseptiques d'usage, car il importe d'avoir partout une réunion par première intention. L'incision parallèle à la vulve est importante, à part la résection musculaire, car elle sectionne des filets nerveux et contribue ainsi grandement, par action réflexe, à la réussite thérapeutique de cette petite opération.

Atrésie du col

L'atrésie est constituée par l'imperforation ou l'occlusion du col de l'utérus. Cette définition n'implique pas qu'histologiquement la lumière du canal cervical soit complètement comblée, elle signifie seulement que le col n'est pas perméable pour les instruments les plus fins employés dans la pratique gynécologique. Nous insistons sur cette notion car l'oblitération vraie est d'une excessive rareté, alors que la sténose très accentuée, qualifiée couramment d'atrésie, se rencontre souvent.

Si donc on vous envoie une malade avec le diagnostic : atrésie du col, ne désespérez pas du cathétérisme. Tentez-le au contraire avec les bougies coniques les plus fines que l'on emploie pour l'urèthre. Rendez-les glissantes avec de la vaseline stérilisée ; et presque toujours vous passerez.

De l'atrésie congénitale ou imperforation du col nous ne dirons rien ici, nous réservant d'en parler au chapitre des malformations de l'appareil génital de la femme.

La seule atrésie qui nous intéresse est celle qui est acquise. Elle peut passer complètement inaperçue si la femme a atteint la ménopause. Elle peut, au contraire, donner des accidents redoutables d'hématomètre et d'hématosalpynx si la femme est encore réglée.

En général, quand on intervient, il y a rétention dans la cavité utérine de produits physiologiques ou septiques, et il s'agit simplement d'ouvrir la collection ainsi formée en traversant le col à la faveur de la dépression que laisse toujours l'ancien orifice externe.

Presque immédiatement en arrière de cette dépression, car la barrière est toujours mince, on trouve la cavité de l'organe.

Le traitement ultérieur consistera (si, malgré dilatation, l'atrésie tend à se reproduire) à fendre transversalement le col et à pratiquer la stomatoplastie de Pozzi.

Sténose du col

On tend un peu trop, à notre époque, à préférer à toute autre méthode le traitement sanglant dans la sténose du col. Il y a là une exagération évidente, et il est singulier de voir traiter de *méthodes historiques*, dans des travaux récents, des procédés qui, quoi que l'on en dise, ont à leur actif des milliers de guérisons.

Les méthodes de Madden, Gibb, Pajot, Cleveland, Goff, Dirner (de Budapest), Samuel Peters, Chadwic de Boston, n'ont évidemment dû leur succès et leur durée qu'à un certain pourcentage de bons résultats.

C'est pourquoi nous recommandons, quel que soit le degré de sténose du col, de tenter toujours la dilatation progressive, de s'assurer de ce qu'elle donne, et de ne recourir aux opérations sanglantes que si, manifestement, elle a échoué.

Nous disons : « quel que soit le degré de sténose », car nous avons personnellement, sans opération sanglante, obtenu des succès parfaits dans des cas de sténose extrêmement marquée.

Il ne faut pas, à l'exemple de beaucoup d'auteurs, renoncer à la simple dilatation, si l'hystéromètre et les plus fines tiges de laminaire ne peuvent passer. Dans ces cas, nous employons des bougies urèthrales coniques, en com-

mençant par les plus fines pour augmenter progressivement. En général un n° 8 passe, et nous poussons la dilatation jusqu'au n° 14.

Ce gain, bien minime en apparence, ne peut pas cependant être obtenu en une seule séance. C'est en deux fois
que l'on arrive à produire la dilatation voulue. On se
trouve bien de faire précéder ces séances de dilatation de
l'application, pendant 2 ou 3 jours, sur le col, de tampons
glycérinés. Le col, sous leur influence, se ramollit et devient par là même plus dilatable.

A partir du n° 14 on peut facilement glisser une laminaire. Il est inutile de la laisser en place pendant 24 heures.
Un séjour de 6 à 12 heures suffit pour obtenir une notable
expansion du canal cervical. Il est certain que pendant
les heures qui s'écoulent entre l'extraction d'une laminaire
et son remplacement par une laminaire plus volumineuse,
le col revient sur lui-même dans une certaine mesure.
Mais, en général, ce retrait est faible. Si, par hasard
il est total, on a de suite une indication précieuse : l'inu-
lité, dans les cas particuliers, de persister dans la simple
dilatation.

Lorsque, grâce aux laminaires, on a obtenu une dilatation qui permet l'introduction d'un numéro 12 des
bougies métalliques de Hegar, il est commode de pour-
suivre la dilatation avec ces bougies. On répètera quotidiennement les séances pendant 5 à 6 jours. Dans l'intervalle on laissera en place, dans la cavité utérine, une
mèche de gaze stérilisée imprégnée d'une substance modificatrice quelconque : teinture d'iode, glycérine créosotée,
glycérine formolée, chlorure de Zn au 1/50, etc. Cette
mèche entravera très peu la rétraction du canal cervical,
en sorte que chaque séance de dilatation sera un véritable
massage du col.

Obtenir une dilatation persistante n'est pas tout, il faut encore traiter la métrite concomitante. On a, en effet, toujours été consulté non pas pour la sténose, mais pour la métrite qui s'aggrave du fait de la sténose. Le traitement sera alors le curettage ou le drainage prolongé avec pansement utérin pratiqué chaque jour. On ne doit arrêter ses soins que si l'on a un utérus sec, revenu à ses dimensions normales.

Stomatoplastie de Pozzi ou évidement commissural du col. — Il est des cas, nous l'avons vu, où le col a une rétractilité si marquée qu'une opération sanglante s'impose. La plus pratique aujourd'hui, celle dont le succès est le mieux assuré est « l'Évidement commissural ».

L'intervention sera faite immédiatement après la cessation des règles, afin qu'à la prochaine menstruation la cicatrisation soit complète. La malade sera purgée et lavementée suivant les règles ordinaires, afin que le rectum soit absolument libre de matières.

Nous pensons qu'il faut de plus ranger parmi les soins pré-opératoires le traitement de la métrite concomitante. Les chirurgiens en font, en général, assez bon marché. Beaucoup comptent sur la stomatoplastie pour guérir l'endométrite. Le résultat est que les sutures cervicales sont infectées par les sécrétions de l'utérus septique.

Les points coupent, un anneau cicatriciel se forme, et la sténose se reproduit plus coarctée encore qu'auparavant.

Une méthode tout aussi mauvaise est celle que conseille Chabry :

« Cependant, s'il existait de l'endométrite du corps de

« l'utérus, on pourrait combiner le curettage et la stoma-
« toplastie. »

Ce curettage d'une muqueuse infectée, fait dans une
même séance qu'une opération aseptique, ne nous sourit
guère. Il nous semble que, pour proposer une pareille
juxtaposition, il faut bien mal connaître l'extrême lenteur
avec laquelle se désinfecte et se cicatrise une muqueuse
utérine récemment curettée. D'ailleurs nous considérons
le pansement quotidien et le drainage permanent comme
indispensables aux bonnes suites d'un curettage. Or, qui
prendrait la responsabilité de ces manipulations faites à
travers des sutures cervicales que l'on prétend maintenir
aseptiques.

Etant donné que nous pensons que toute sténose est suffisamment dilatable pour permettre un traitement rationnel de la métrite, nous considérons comme un principe
absolu de traiter l'endométrite avant de faire la stomatoplastie.

Voyons maintenant le manuel opératoire de l'opération
de Pozzi.

La malade étant dans la position gynécologique, rasée
et aseptisée suivant les méthodes ordinaires, deux valves
tenues par un aide, l'une supérieure, l'autre inférieure,
font largement bailler le vagin. Chacune des lèvres du col
est saisie avec une pince de Museux, et l'utérus, grâce à des
tractions douces, est abaissé à la vulve.

Il est important de saisir les lèvres cervicales en plaçant
l'un des mors de la pince dans la lumière du col. Il est
rare que l'orifice soit trop étroit pour ne pas laisser passer
une branche de la pince. S'il l'était, on devrait l'élargir
par deux petits coups de bistouri pointu donnés latéralement.

On laisse tomber la pince qui tient la lèvre postérieure,

le chirurgien prend dans la main gauche celle qui tient la lèvre antérieure de façon à bien fixer le col, que l'on incline à gauche ou à droite suivant les besoins. Il est facile alors de faire, avec les ciseaux ou le bistouri, la discision bilatérale du col.

Nous conseillons le bistouri qui permet d'agir plus loin et d'une manière plus précise. La séparation des commissures sera conduite plus loin en dedans, du côté de l'orifice interne, qu'en dehors, du côté du vagin, afin d'éviter la section des artères utérines qui passent à ce niveau. Pozzi enseigne qu'il n'est, en général, pas nécessaire de sectionner les fibres circulaires de l'orifice interne.

En tirant sur les deux pinces de Museux et en les écartant, on étale chacune des lèvres du col par sa face interne. Ces faces sont divisées en trois segments : un médian et deux latéraux.

Le segment médian est constitué par la gouttière muqueuse, les deux segments latéraux sont semblables, ce sont deux surfaces cruentées, nées de la division faite par le bistouri.

Sims arrêtait là l'opération et laissait les surfaces bourgeonner et se cicatriser librement. Le résultat était incertain, et souvent, à la faveur du tissu inodulaire, la sténose se reconstituait.

Pozzi a cherché une réunion *per primam* et a imaginé de réunir la muqueuse de la gouttière à la muqueuse vaginale qui borde en dehors chacune des surfaces cruentées symétriques. Mais comme elles ne sont ni l'une ni l'autre extensibles, pour recouvrir de chaque côté l'espace triangulaire cruenté, il a fallu songer à diminuer cet espace lui-même, et, pour le diminuer, creuser un sillon dans son épaisseur.

Il est inutile, pour pratiquer cet amoindrissement, de suivre la technique un peu compliquée de Pozzi et Chabry. Aucune préoccupation d'extraire un petit cône géométriquement défini n'est nécessaire. Avec de la patience et un bistouri on arrive toujours, serait-ce par morcellement, à enlever ce qu'il faut. Dès que l'on sent possible la juxtaposition des muqueuses de la gouttière et du vagin au niveau de chacune des surfaces cruentées on doit pratiquer les sutures.

Beaucoup de chirurgiens, à l'exemple de Pozzi, se servent de fils fins d'argent dont les extrémités, pour ne pas blesser la muqueuse vaginale, sont prises dans un petit plomb de scellement écrasé avec la pince à mors plats.

Nous préférons l'emploi du catgut, mais nous reconnaissons volontiers que tous les fils se valent, à condition d'être aseptiques et d'étreindre des surfaces aseptiques.

La cavité utérine sera bourrée très légèrement avec une mèche de gaze aseptique. Le vagin sera tamponné et la vulve occluse suivant les règles ordinaires.

Hypertrophie
de la portion sus-vaginale du col

Nous sommes ici en présence d'une affection dont l'importance et la fréquence ont été singulièrement exagérées par nos prédécesseurs. Pour Huguier et Gallard, un des facteurs les plus importants du prolapsus de l'utérus était l'hypertrophie de la portion sus-vaginale du col. Beaucoup de médecins et de chirurgiens ont obéi à cette doctrine trop longtemps classique, et l'on se fait difficilement une idée du nombre de cols amputés sans raison dans ces vingt dernières années.

Aujourd'hui que l'expérience de la chirurgie à ciel ouvert a éclairé cette question, il faut en venir à des idées plus conformes à la vérité anatomique. L'hypertrophie de la portion sus-vaginale du col, dont des pièces authentiques existent, est une *rareté*. Le prolapsus utérin est dû à de tout autres raisons : laxité des ligaments par grossesses répétées, ptoses généralisées, etc.......

D'autre part, les opérations dirigées contre l'hypertrophie de la portion sus-vaginale n'ont aucun rapport logique avec la nature même de la lésion supposée. On s'est toujours contenté de faire l'amputation de la portion *vaginale* du col, en ajoutant que cette amputation a la propriété *mystérieuse* de faire rétrocéder la portion sus-vaginale.

Tous nos lecteurs nous permettront de trancher ici ce qu'on est convenu d'appeler une discussion scientifique, en émettant l'avis qu'on doit désormais considérer comme doctrine condamnée celle qui fait procéder à l'amputation du col comme temps préliminaire de tout prolapsus utérin.

Supposons cependant un instant que l'on croie à la réalité de l'hypertrophie sus-vaginale et que l'on veuille y porter remède par l'excision. Nous ne craignons pas de déclarer que cette excision est impossible.

En avant, on peut exciser un prisme cervical assez important, car le cul-de-sac péritonéal s'arrête haut. Mais en arrière, toute tentative du même genre ouvrira le cul-de-sac de Douglas, c'est-à-dire exposera à une résection utérine en pleine cavité péritonéale.

Hâtons-nous d'ajouter que la portion la plus importante de l'appareil suspenseur de l'utérus prend point d'appui sur le col et sur l'isthme, et que sacrifier le col, c'est logiquement sacrifier ce point d'appui.

En sorte qu'il n'y a pas à sortir de ce dilemme. Ou bien l'on n'amputera qu'une portion insignifiante du col et l'on n'aura fait qu'une opération ridicule, ou bien l'on réussira, par des moyens que nous ignorons, à faire une amputation sérieuse, et l'on aura un moignon utérin ballant, plus nuisible qu'utile.

Notre conclusion ferme est que l'on doit remédier au prolapsus utérin soit par la périnéorrhaphie, soit par l'Alquié-Alexander, soit par l'hystéropexie médiate, mais que dans aucun cas on n'est autorisé à diriger une intervention contre l'hypertrophie de la portion sus-vaginale du col.

Hypertrophie
de la portion vaginale du col

Contrairement à la précédente cette hypertrophie est très fréquente.

Sans qu'il soit possible de déterminer exactement dans quel sens existent les rapports de cause à effet, il est certain que cette hypertrophie s'accompagne soit de métrite chronique, soit de prolapsus utérin, soit très souvent des deux.

L'excision unique par le procédé de Marckwald en est un excellent moyen de traitement.

Technique. — La malade étant anesthésiée et mise dans la position gynécologique, deux valves tenues par des aides font largement bâiller le vagin. Une pince de Museux mise sur la lèvre postérieure du col abaisse l'utérus. On débute par la lèvre antérieure.

En principe, il s'agit de tailler sur chacune des lèvres un prisme à base inférieure et à sommet supérieur. Pour agir aisément on sépare les deux lèvres par un débridement commissural largement fait soit aux ciseaux, soit au bistouri.

Sur chacune des lèvres on excise alors le prisme sus-dit à l'aide de deux incisions commençant, l'une sous la muqueuse externe, l'autre sur la muqueuse interne. La lèvre antérieure, opérée la première, doit être suturée également la première. Les deux lambeaux muqueux, le vaginal et l'utérin, sont réunis par 4 ou 5 points de suture au catgut. Puis l'on traite de même la lèvre postérieure.

S'il y a en même temps infection utérine, il est prudent de mettre un drain dans la cavité ; dans les cas contraires on se contentera de tamponner modérément une mèche de gaze dans le vagin, et d'occlure la vulve avec un gâteau d'ouate stérilisée.

Métrite cervicale chronique

La localisation de la métrite au col de l'utérus, lorsqu'elle a pris un caractère net de chronicité, et surtout lorsqu'elle s'accompagne d'un certain degré d'œdème et d'hypertrophie du col, réclame un traitement spécial.

Dans les cas où ni le repos au lit, ni les douches vaginales chaudes n'ont produit de résultat, il faut intervenir chirurgicalement.

C'est l'opération de Schröder qui mérite alors d'être conseillée.

Technique. — L'exécution du procédé de Schröder est nettement plus difficile que celle du procédé de Marckwald, décrit ailleurs. Il faut en effet comprendre dans le fragment cervical à exciser la presque totalité de la muqueuse interne. Et l'opération est rendue difficile, non seulement par la profondeur à laquelle il faut opérer, mais encore par la difficulté de la suture qui doit être faite entre la muqueuse vaginale largement flottante et la muqueuse utérine fortement rétractée.

1er *Temps.* — Ce temps comprend le débridement commissural. Il est de beaucoup le plus important. Il doit être fait à fond, de manière à pouvoir facilement atteindre la section transversale faite sur la muqueuse interne.

2e *Temps.* — L'excision du lambeau qui comprend la muqueuse interne sera faite avec la pointe d'un bistouri coupant extrémement bien. On commencera par une incision transversale faite sur la muqueuse interne. Puis, reprenant le lambeau par l'extrémité de la lèvre cervicale, on le détachera de bas en haut.

On est souvent tenté, pour faciliter la suture, de repérer la muqueuse interne avec des pinces de Kocher. C'est une pratique à laquelle on renonce vite. La muqueuse est très friable, les pinces la déchirent, et l'on substitue à une section nette une frange déchiquetée que l'aiguille embrasse difficilement.

3e *Temps.* — Les sutures seront faites, lèvre par lèvre, immédiatement après l'excision. Nous nous servons toujours de l'aiguille de Doyen, et nous employons le catgut. Les autres fils n'étant pas résorbables, sont extrêmement difficiles à retirer dans l'entonnoir constitué par le col de nouvelle formation.

Le pansement comprendra toujours un petit drain utérin, un tamponnement vaginal à la gaze et une occlusion de la vulve par un gâteau d'ouate stérilisée.

Déviations utérines

Théoriquement on doit distinguer les *versions* des *flexions*. Cette distinction, importante au point de vue anatomo-pathologique, perd beaucoup de son importance au point de vue du traitement.

Si, d'une part, les utérus en état de *flexion* sont moins bien drainés et par conséquent plus infectés que les utérus en état de *version*, d'autre part cette différence disparaît rapidement dès que les utérus, par un procédé opératoire quelconque, sont remis en bonne position.

Il est d'ailleurs une considération sur laquelle il nous faut insister. Ce n'est pas la laxité des ligaments, ce n'est pas le développement anormal d'une portion de l'utérus, qui déterminent la position vicieuse. *C'est l'annexite qui est le grand facteur de déviation.*

Une poussée annexielle se produit, le cul-de-sac de Douglas, par exemple, est comblé par des adhérences de nouvelle formation : au bout de quelque temps les lésions s'atténuent mais les adhérences restent et s'organisent ; quand la cicatrisation est obtenue, le fond de l'utérus est fixé irrémédiablement au rectum et tous les mouvements normaux de l'utérus ne feront qu'accentuer la version ou la flexion.

L'interrogatoire des malades prouve d'ailleurs qu'il en est toujours ainsi. Dans les antécédents on trouve toujours une douleur annexielle, une poussée de pelvi-péritonite, un accouchement septique et douloureux.

Il y a donc toujours une lésion annexielle *causale*, et en bonne logique c'est à cette cause qu'il faudrait tout d'abord s'attaquer.

La plupart des auteurs pensent autrement. Sans parler de Trélat qui se contentait de pratiquer le redressement de l'utérus avec des laminaires ou un mandrin, il reste à notre époque tout un groupe de gynécologues qui se contentent du pessaire, du massage, ou de procédés chirurgicaux qui, sans toucher aux annexes, prétendent rétablir la statique normale de l'utérus.

Du pessaire et du massage gynécologique nous ne dirons rien ici. Dans les cas où, pour des raisons particulières, d'âge ou de résistance, toute opération est reconnue impossible, ils restent la seule ressource, ressource ultime qu'il ne faut pas systématiquement dédaigner ; en sorte qu'on peut dire que le pessaire et le massage ont leurs indications à titre de méthode exceptionnelle.

En est-il de même des procédés chirurgicaux qui veulent être curateurs des déviations sans toucher aux annexes ?

C'est là une question qui demande un examen attentif.

Tout d'abord, pour limiter le problème aux conditions réelles de la pratique chirurgicale, il nous faut éliminer les déviations antérieures et latérales. Elles sont en général peu douloureuses, les troubles fonctionnels qui les accompagnent sont peu marqués, et quand on a, dans ces cas, traité la métrite, on a presque toujours obtenu la guérison.

La seule déviation utérine qui mérite de retenir ici notre attention est la rétro-déviation.

Pour y porter remède on a deux grandes classes de procédés : les uns sont extra-abdominaux, les autres intra-abdominaux,

Ces derniers ont, bien entendu, toute notre sympathie ; car seuls ils permettent de traiter, tout ensemble, l'annexite qui est la cause et la déviation qui est l'effet.

Est-ce à dire qu'on doive systématiquement rejeter les procédés extra-abdominaux ?

On a beaucoup discuté *le procédé d'Alquié-Alexander* qui consiste dans le raccourcissement des ligaments ronds par la voie inguinale. Cette méthode, tour à tour attaquée violemment puis prônée sans mesure, mérite un examen plus modéré et plus circonspect.

Dans son essence elle présuppose que l'utérus est mobile et que, quelle que soit l'origine de sa déviation, une simple traction antérieure suffira à rétablir l'équilibre du viscère.

La question est de savoir si, dans les rétro-déviations, cette mobilité existe. Pour notre part, nous répondrons par l'affirmative. Il est bien certain, comme nous l'avons dit plus haut, que la vraie cause d'une déviation utérine persistante est une annexite ; mais cela ne veut pas dire que les adhérences dues au processus inflammatoire sont toujours résistantes et indestructibles. Bien au contraire, nous avons la conviction que, dans un certain nombre de cas, de simples tentatives de réduction de l'utérus faites par la voie vaginale suffisent à réduire ces adhérences. Il suffit alors d'éloigner les deux surfaces naguère adhérentes pour avoir une position stable. C'est ce que l'opération d'Alquié-Alexander se propose de faire.

En somme, tout se réduit à une question de diagnostic précis, que le toucher vaginal joint au toucher rectal permet d'élucider.

Si l'utérus est mobile et aisément réductible, il faut (il vaudrait mieux dire « on peut ») tenter l'Alquié-Alexander.

Si, au contraire, l'utérus est immobile et non réductible, il vaut mieux faire l'hystéropexie par la voie abdominale.

Opération d'Alquié-Alexander. — Après les précautions aseptiques d'usage, la malade sera mise dans le décubitus dorsal, les jambes légèrement écartées pour qu'un aide puisse, pendant l'acte opératoire, vérifier la position de l'utérus. Dans la région inguinale, l'opérateur fera une incision oblique absolument comparable à celle que l'on emploie pour la cure radicale d'une hernie. La peau et le tissu cellulaire seront successivement divisés. Quelques coups de bistouri, donnés en dédolant, découvriront l'aponévrose nacrée et resplendissante du grand oblique et l'orifice du trajet inguinal. Ce trajet sera ouvert soit sur la sonde cannelée, soit entre deux pinces de Kocher qui serviront à repérer les lèvres de la plaie aponévrotique. Dans le canal ainsi ouvert on voit un cordon graisseux qui représente la terminaison du ligament rond. Il est mince d'abord, il s'épaissit et se densifie quand on avance vers l'utérus. Sa dissection poussée vers l'abdomen entraîne bientôt un cône de péritoine. Pendant quelques millimètres le cône séreux se détache du cordon, puis fatalement il se déchire, et l'on continue la libération du cordon dans la cavité abdominale. Les anciens auteurs, dont l'asepsie était douteuse, se méfiaient à bon droit de ce temps. Aujourd'hui, quand on sait être propre, cette prudence n'a pas lieu d'exister. On peut aller hardiment dans la libération du ligament rond, presque jusqu'à ce que la corne utérine butte sur le pubis.

C'est à ce moment que le doigt vaginal d'un aide peut rendre des services. Lui seul peut vous dire si, par vos tractions, vous avez placé l'utérus en deçà ou au delà de la position d'équilibre cherchée.

Il reste à fixer le ligament rond dans la position que l'on a choisie. De nombreux procédés ont été proposés. Le plus simple est d'embrasser dans plusieurs points au catgut les deux lèvres du grand oblique et le ligament rond.

La peau sera suturée au crin de Florence ou au catgut sans drainage.

Il est inutile, nous l'espérons, de dire que l'opération est répétée d'une manière identique sur le côté opposé à celui par lequel on a débuté.

Comme pansement, mettez de la gaze et de l'ouate aseptiques maintenues par un bon spica double, bien serré.

Hystéropexie médiate par la voie abdominale. — Des considérations générales qui ont précédé on peut conclure que la méthode opératoire que nous recommandons le plus particulièrement est la voie abdominale.

Elle comprend deux temps :

> *a*) Le traitement de l'annexite.
> *b*) L'hystéropexie.

a) Le traitement de l'annexite est des plus simples : après laparotomie faite dans la position de Trendelenburg, l'écarteur abdominal est mis en place pour bien explorer le petit bassin. L'utérus est déroulé hors du Douglas, et les annexes, pour peu qu'elles paraissent malades, sont réséquées suivant le procédé habituel.

b) Le temps de l'hystéropexie demande quelques éclaircissements.

On a d'abord pratiqué, et certains chirurgiens pratiquent encore, l'hystéropexie immédiate, c'est-à-dire la fixation du corps utérin lui-même à la paroi abdominale.

Cette façon de procéder avait des inconvénients mani-
festes. La vessie, serrée entre l'utérus et le pubis, était
incontinente. La grossesse était douloureuse et précaire
avec un utérus dont l'ampliation était gênée par des adhérences durables à la paroi abdominale. D'une façon générale d'ailleurs les suites de cette méthode d'hystéropexie
étaient douloureuses.

De ces constatations multiples naquit l'idée de soutenir
l'utérus par l'intermédiaire des ligaments ronds. On laissait ainsi plus de place à la vessie, et, au cas de grossesse,
on interposait entre l'utérus et la paroi des organes presque indéfiniment extensibles. C'est en cela que consiste
l'hystéropexie médiate.

On la fit par des procédés divers. Tantôt on pratiqua le
raccourcissement des ligaments ronds au niveau de leur
insertion utérine. Tantôt, au contraire, on fit cette diminution de longueur à l'aide d'une plicature effectuée en leur
milieu.

Le mieux est pour nous de saisir les deux ligaments
ronds dans une seule anse de catgut que l'on place d'autant plus près de l'utérus que l'on veut obtenir un raccourcissement plus prononcé.

Les deux chefs du catgut sont passés à travers l'aponévrose et le muscle dans la partie inférieure de l'incision
abdominale. Il est prudent, après le placement d'un premier fil, d'en placer un second de sûreté.

La fermeture de l'incision abdominale est faite avec
quelques fils métalliques, conformément aux règles ordinaires.

Pas de drainage, et, comme pansement: gaze et ouate
stérilisées.

Déchirures du périnée

Nous avons parlé, dans la partie obstétricale de ce livre, du traitement des déchirures récentes du périnée. Nous ne reviendrons donc pas ici sur ce sujet.

Les déchirures anciennes, complètement cicatrisées, sont divisibles en deux grandes catégories : les incomplètes et les complètes. Les déchirures incomplètes ne vont pas jusqu'à l'anus et très souvent respectent le sphincter, qui peut cependant être rompu dans la profondeur ; les complètes font communiquer l'anus et le vagin, constituant ainsi un véritable cloaque où proéminent des plis et des bourrelets de muqueuse. Dans la profondeur on voit alors la cloison recto-vaginale dont le bord inférieur, de forme ogivale s'éloigne plus ou moins de la surface cutanée. Tous les intermédiaires peuvent se rencontrer entre une large destruction de la cloison recto-vaginale, et une simple communication très superficielle entre l'anus et le vagin, mais il n'y a pas lieu, au point de vue du traitement, de distinguer, comme l'a tenté Gaillard-Thomas, les cas où le sphincter et l'orifice anal seuls sont rompus des cas où la division est étendue à la cloison recto-vaginale.

Déchirures incomplètes — On a, depuis 40 ans, multiplié d'une façon singulière les procédés de restauration du périnée. Cette multiplicité est, là comme toujours, un indice de mauvais résultats moyens. Dans ces dix dernières années les inventeurs se sont montrés moins fertiles en imaginations singulières, car l'asepsie, en multipliant les réunions, a montré que parmi les procédés usités il en était de constamment excellents.

Nous pourrions décrire ici plusieurs procédés presque également recommandables. Fidèles à nos habitudes, nous n'en décrirons qu'un, celui que notre pratique quotidienne nous a montré le plus sûr; c'est le procédé de l'immortel Lawson Tait, un des plus grands génies chirurgicaux du siècle dernier.

Tel que nous l'exécutons il diffère assez notablement du procédé primitif. Sänger avait déjà d'ailleurs introduit quelques variantes dans la technique, mais la description de Sänger a vieilli et nous l'avons débarrassée de manœuvres rectales toujours d'une asepsie douteuse.

1er *Temps*. — La malade, après anesthésie, est mise dans la position gynécologique, les cuisses très fléchies sur le bassin. La vulve aura été rasée, et le vagin, ainsi que le rectum, seront nettoyés avec les précautions habituelles. Ce nettoyage du rectum était indispensable pour Sänger qui introduisait deux doigts dans l'ampoule pour guider les instruments. Bien que nous considérions comme inutile d'aller placer là ses doigts, nous recommandons le même nettoyage, car nous avons vu souvent ouvrir le rectum au cours du dédoublement, ce qui ne présente aucune difficulté particulière si la cavité de l'ampoule rectale est aseptique.

Sänger conseille en outre d'introduire dans le rectum un tampon de gaze iodoformée qui, faisant bomber la partie recto-vaginale, faciliterait le dédoublement. Cette manœuvre nous semble non seulement inutile mais dange—

reuse. Elle est inutile parce que la cloison recto-vaginale se laisse bien suffisamment immobiliser par la simple traction ; elle est dangereuse parce qu'en faisant bomber l'ampoule on est beaucoup plus exposé à l'intéresser de la pointe du bistouri.

2e Temps. — Pour faire le dédoublement il faut tendre fortement la cloison. Deux aides rendent alors l'opération beaucoup plus élégante et rapide qu'un seul. On peut cependant se contenter d'un seul aide.

Deux pinces de Kocher seront mises sur les parties latérales de la vulve à l'union des grandes et des petites lèvres. Une troisième pince est mise sur la ligne médiane, au milieu du bord inférieur de la cloison recto-vaginale. En tirant fortement ces trois pinces, dont deux sont tenues par des aides, on étale la cloison recto-vaginale en une lame triangulaire tendue et résistante.

Pour le dédoublement proprement dit, nous préférons la pointe d'un excellent bistouri aux ciseaux coudés de Roux et de Lawson Tait. La pointe en est promenée tout le long du bord inférieur de la lame à dédoubler, en deçà des mors des pinces. Dès que le bord du lambeau vaginal est ainsi libéré, saisissez-le soit avec des pinces à forcipressure, soit avec une pince à griffes ; soulevez-les, et, à petits coups de pointe, poussez rapidement le dédoublement sur la ligne médiane.

Vous avez deux écueils à éviter : la profondeur du lambeau vaginal et l'ouverture du rectum. La première est facile à éviter en surveillant avec l'index gauche le travail du bistouri : on appréciera ainsi à chaque intant les variations d'épaisseur de la valve vaginale. Du côté du rectum la surveillance est moins facile. Il est certain que si l'épaisseur du lambeau vaginal augmente, c'est que l'on s'enfonce obliquement dans la cloison et que, par conséquent, on menace le rectum, mais cette constatation de tous les instants est loin d'être aisée. Nous nous en remettons à un signe qui nous paraît beaucoup plus fidèle. Quand on approche des parois rectales le dédoublement saigne abondamment. On a même de véritables jets artériels ce qui n'arrive jamais tout le temps où l'on suit exactement la muqueuse vaginale.

Il ne suffit pas de pousser le dédoublement jusqu'à 7 ou 8 centimètres sur la ligne médiane, au niveau du point où la connexion du vagin et du rectum sont les plus intimes, il faut encore et *surtout* pousser latéralement très loin ce dédoublement.

Rappelez-vous, en effet, que l'épaisseur de la nouvelle cloison recto-vaginale varie comme les dimensions de l'avivement transversal. Si vous voulez un périnée solide, allez hardiment sur les côtés. D'ailleurs sur les parties latérales, le dédoublement est un jeu. Les deux doigts, agissant par divulsion, suffisent souvent à le compléter.

3ᵉ *Temps.* — Le périnée, ainsi dédoublé, sera réuni transversalement ; c'est là le principe de la méthode. Il faut employer une aiguille courbe ; celle d'Emmet est bonne, celle de Doyen est meilleure, à la condition qu'elle ait une très forte courbure. Lawson Tait ne prenait pas la peau du périnée dans ses sutures, mais enfonçait son aiguille au-dessous du derme. C'est là une pratique inspirée par la crainte de l'infection, que nous n'avons pas à suivre aujourd'hui.

L'initiateur de la méthode, ainsi que la plupart des chirurgiens même très modernes, considèrent comme très important d'enfouir complètement les fils dans les tissus. L'expérience nous a montré que cette précaution était inutile. Nous faisons avec l'aiguille des prises de tissu successives, assez solides pour résister à un fort serrage, mais séparées par des surfaces où le fil passe à ciel ouvert.

L'enfouissement du fil dans les tissus réclamait la surveillance d'un doigt introduit dans le rectum. En supprimant l'enfouissement total nous supprimons la manœuvre rectale, toujours suspecte.

Les fils que nous employons sont des fils métalliques, ils passent uniquement dans la partie rectale de l'avivement, laissant intact le couvercle flottant des muqueuses vaginales. Trois fils suffisent en général, on les serrera en partant de l'anus.

Pour terminer, le couvercle vaginal flottant sera fixé par quelques points qui ourleront la nouvelle fourchette.

4ᵉ Temps. — Une sonde de Pezzer sera mise dans la vessie. Le vagin, qui doit être extraordinairement étroit après l'opération, sera tamponné modérément avec une bande de gaze. De la gaze et de l'ouate stérilisées seront appliquées sur le périnée par un bandage en T. Enfin la femme sera entravée par deux serviettes serrées autour des cuisses et des jambes.

Soins consécutifs. — La malade sera constipée pendant 7 jours, c'est-à-dire jusqu'à l'ablation des fils. Au bout de 48 heures le pansement sera changé. A partir de ce moment on en remplacera tous les jours au moins les couches superficielles. Le jour où la malade doit aller à la selle on délaiera à l'avance ses matières par des lavements tièdes huileux ou glycérinés.

Accidents opératoires. — L'hémorrhagie n'est jamais à craindre, elle ne se produit qu'au moment d'intéresser le rectum. La forcipressure l'arrête aisément, et il est très rare qu'on ait à poser des ligatures. L'ouverture du rectum sera traité par la suture. Cet accident nous est arrivé une fois sans aucune suite fâcheuse.

Quand aux plaies du lambeau vaginal, il n'est pas, en général, nécessaire de les suturer.

Déchirures complètes. — Lawson Tait, modifiant légèrement son procédé, l'a appliqué aux déchirures complètes.

Malheureusement il n'est pas applicable à tous les cas. Dès que la cloison recto-vaginale est largement détruite, il devient pénible et hasardeux.

Nous lui préférons de beaucoup le procédé d'Emmet, perfectionné et introduit en France par Jude Hüe.

1ᵉʳ *Temps*. — La mise en place de la malade et les précautions aseptiques se font dans les mêmes conditions que pour l'opération de Lawson Tait.

2ᵉ *Temps*. — Le dédoublement est remplacé par un avivement en surfaces, de forme triangulaire, dont le sommet est au bord inférieur de la cloison recto-vaginale et la base à la peau.

La base sera étendue du 1/4 inférieur de la grande lèvre jusqu'aux parties latérales de l'anus, aux extrémités d'une ligne transversale passant par le centre de l'orifice anal. Le côté vaginal ira du sommet de l'ogive que ferme le bord de la cloison jusqu'à la limite antérieure de la base. Le côté rectal descendra en avant de l'anus pour rejoindre l'extrémité postérieure de cette même base.

Les sommets des deux surfaces triangulaires ainsi créées, seront unis par un avivement longitudinal de 3 centimètres, portant sur la face vaginale de la cloison. En sorte que l'ensemble des trois surfaces d'avivement figurera assez exactement le corps et les ailes d'un papillon.

Il est commode, pour ne pas être gêné par le sang, de débuter par l'avivement central.

3ᵉ *Temps*. — Les sutures sont faites au fil métallique. Contrairement à ce que nous avons dit pour le procédé de Lawson Tait, nous aimons mieux ici les enfouir complètement dans les tissus.

L'index de la main gauche sera donc laissé dans le le rectum, puis désinfecté ensuite avec le plus grand soin avant de reprendre le cours de l'acte opératoire. Le point important est de reconstituer le sphincter anal par un point spécial. Le fil qui servira à le faire doit cheminer sous la surface cruentée très près de son bord postérieur, en commençant loin sur les côtés et presqu'en arrière de l'anus. Il pénétrera très franchement dans l'angle de division de la cloison où il doit prendre un point d'appui solide.

Tous les autres points de suture sont placée de manière à traverser successivement une aile, le corps, puis l'autre aile du papillon. L'occlusion du côté vaginal n'a pas besoin d'être faite par des points spéciaux, car chacun des fils accole intimement les tissus en les réunissant en bourse. En somme, les mêmes points servent à accoler les deux surfaces triangulaires et à abaisser la cloison recto-vaginale.

Le pansement et les soins consécutifs sont identiques à ce que nous avons dit pour le procédé de Lawson Tait.

Fibromes utérins sous-muqueux pédiculés

Cette variété de fibrome à laquelle on a donné les noms les plus divers et notamment celui de « polype muqueux », est justiciable de méthodes de traitement très simples et dont l'exposé sera rapide.

Le polype peut avoir franchi le col et être dans la cavité vaginale, il peut au contraire être encore retenu dans l'utérus. Dans le premier cas, la simple section du pédicule suffit au traitement, dans le second il faut, si l'on a des doutes, soit sur la nature du polype, soit sur le nombre des tumeurs intra-utérines, pratiquer l'hystérotomie antérieure.

a) Section du pédicule. — Il est prudent, mais non indispensable, de recourir à l'anesthésie. L'opération n'est pas douloureuse en elle-même, mais elle peut demander des temps complémentaires difficiles à pratiquer à l'état de veille.

La malade sera mise dans la position gynécologique et la région sera aseptisée conformément à la pratique courante. On placera une valve sur la commissure postérieure, une autre valve plus étroite en avant, et la tumeur sera saisie avec une pince de Museux.

Certains de ces polypes, quand ils sont ainsi prolabés dans le vagin, tiennent extrêmement peu, et quelques mouvements de torsion suffisent à rompre le pédicule.

Quand le pédicule résiste à la torsion on se contente souvent de le sectionner d'un coup de ciseaux courbes. C'est une pratique qui, bien qu'universellement reconnue, peut être dangereuse, si l'accouchement du polype a produit une inversion utérine.

Nous avons coutume de détacher, soit au bistouri, soit aux ciseaux, en deçà du pédicule, sur le pôle le plus éloigné du polype, une collerette muqueuse.

Le relèvement de cette collerette que l'on retrousse avec l'ongle vers le pédicule permet d'énucléer le petit fibrome sans aucun risque d'intéresser la paroi même de l'utérus.

Il n'y a jamais à craindre d'hémorrhagie. Si, par exception, un écoulement sanguin inquiétant se produisait, on en triompherait par le tamponnement de la cavité utérine.

b) Hystérotomie antérieure. — Cette opération ne sera pratiquée que dans les cas où il y a un intérêt bien évident à ouvrir la cavité de l'utérus. Si la simple dilatation suffit pour explorer complètement la cavité du viscère et pour enlever le polype, il y aurait folie à pratiquer l'hystérotomie.

La malade sera mise dans la position habituelle. Un aide maintiendra une grande valve postérieure, et une valve antérieure plus étroite, de façon à bien éclairer la cavité vaginale tout en permettant l'abaissement de l'utérus.

L'utérus sera tiré en bas à l'aide de deux pinces de Museux placées sur la lèvre antérieure du col. La muqueuse sera sectionnée d'un cul-de-sac latéral à l'autre sur la lèvre antérieure. On fait ainsi la moitié de l'incision par laquelle débute l'hystérectomie vaginale.

L'index droit, garni ou non d'une compresse, refoule alors les tissus le long du corps utérin, de manière à effectuer le décollement vésical. On pousse ce décollement aussi loin qu'il est possible, puis on ouvre la cavité utérine en incisant sur la ligne médiane sa paroi antérieure. Cette incision est à peu près exsangue. On la facilitera en en saisissant les deux lèvres à l'aide de pinces de Museux, qui en même temps, au fur et à mesure que l'incision avance, sont placées en des points toujours plus proches du fond de l'utérus.

Dès que l'exploration digitale de toute la surface de l'endomètre est rendue possible, on s'arrête, et l'on extirpe à ciel ouvert la tumeur pour laquelle l'hystérotomie a été pratiquée.

Nous avons coutume de réunir l'incision utérine avec du gros catgut, en faisant des points qui, autant que possible, ne traversent pas la muqueuse. Le surjet que nous avons quelquefois employé a le défaut de se desserrer si un seul point coupe ou cède.

Un drain sera mis dans le décollement pré-utérin. On le retirera après 48 heures. Le vagin sera modérément tamponné avec de la gaze stérilisée.

Prolapsus de l'utérus et du vagin

C'est à dessein que nous décrivons d'un bloc le prolapsus des organes génitaux. Toute rectocèle et toute cystocèle s'accompagne toujours d'un certain degré de chute de l'utérus, et inversement.

On peut toutefois distinguer, au point de vue opératoire, différents types :

a) Il y a prolapsus total, le col de l'utérus apparaît hors de la vulve. On a souvent essayé de porter remède à cette dislocation profonde du plancher pelvien en combinant l'hystéropexie abdominale avec une réfection du périnée.

L'expérience prouve qu'après une courte période de repos, la ptose utérine tend toujours à se reproduire ; aussi conseillons-nous dans ces cas l'hystérectomie vaginale.

b) Il y a un prolapsus utérin moyen, s'accompagnant d'une cystocèle et d'une rectocèle marquées. On se trouve en présence d'une double indication. Il faut suspendre l'utérus en raccourcissant les ligaments ronds, ce que permettent de faire les procédés d'Alquié–Alexander et l'hystéropexie abdominale médiate. Cette première opération étant faite, on reconstituera le périnée en pratiquant avec soin l'opération de Lawson Tait, que nous avons décrite à propos des déchirures incomplètes du périnée.

c) Il n'y a qu'un très léger degré de prolapsus utérin : ce qui gêne c'est la cystocèle et la rectocèle, parfois seulement une des deux. On pratiquera alors contre la cystocèle : l'élytrorrhaphie antérieure, et contre la rectocèle : l'opération de Lawson Tait.

En somme les diverses formes sous lesquelles apparaît le prolapsus des organes génitaux peuvent donner naissance aux opérations suivantes :

Hystérectomie vaginale.
Opération d'Alquié-Alexander.
Hystéropexie abdominale médiate.
Elytrorrhaphie antérieure.
Opération de LawsonTait.

L'Alquié-Alexander, l'opération de Lawson Tait, l'hystéropexie abdominale médiate, n'offrent ici rien de particulier et il n'y a pas lieu d'insister, les ayant décrites précédemment. Au contraire, l'hystérectomie vaginale et l'élytrorrhaphie antérieure méritent quelques détails.

Hystérectomie vaginale.— L'extirpation par la voie vaginale, de l'utérus, au cas d'un prolapsus tel que le col apparaît hors de la vulve, est une opération infiniment plus aisée qu'une hystérectomie vaginale ordinaire.

La seule difficulté est de ne pas intéresser la vessie ou le rectum en faisant la collerette qui doit servir à amener le décollement antérieur et le postérieur. Il faut en effet se souvenir qu'en descendant, l'utérus a entraîné les deux réservoirs, et qu'à moins de faire l'incision du vagin très près de l'origine extrême du col, on est exposé à pénétrer dans l'une des deux cavités viscérales.

La laxité extrême des tissus péri-utérins et l'abaissement des pédicules vasculaires, font un devoir au chirurgien de ne point laisser de pinces à demeure, mais au contraire de faire de bonnes ligatures à la soie ou au catgut.

Il est également utile pour le résultat ultérieur de suturer les deux tranches vaginales l'une à l'autre, et de refouler le cul-de-sac ainsi formé dans l'abdomen à l'aide d'un tampon de gaze.

Elytrorrhaphie antérieure. — On trouve dans les ouvrages classiques des descriptions et des figures bien inutiles, touchant la forme à donner au lambeau vaginal et touchant le meilleur mode de suture à employer. Il est cependant extrêmement simple de comprendre que le meilleur procédé sera celui qui permettra d'extirper aseptiquement la plus grande portion possible de la paroi antérieure du vagin. Qu'importent dès lors la forme de l'incision et le mode de suture?

Nous avons coutume de commencer par attirer à la vulve le col utérin à l'aide d'une pince de Museux mise sur la lèvre antérieure. Cette pince étant, après traction, confiée à un aide, nous saisissons avec les mors de deux pinces de Kocher le fond même du cul-de-sac antérieur. Par tâtonnements les deux pinces de Kocher sont placées, sur une même ligne horizontale, aussi loin que possible l'une de l'autre. Deux autres pinces sont alors mises sur la partie la plus inférieure de la paroi antérieure du vagin, c'est-à-dire immédiatement au-dessous du méat. La même règle est observée quant à la position respective et à l'écartement des pinces.

Nous ouvrons alors la pince de Museux de manière à laisser le col retourner vers la profondeur. En tirant, avec l'assistance de deux aides, sur les quatre pinces, on étale en un quadrilatère toute la paroi antérieure du vagin qu'il est ainsi facile de tendre pour en rendre l'extirpation facile. Pendant que les aides maintiennent cette tension, on extirpe très aisément le lambeau muqueux quadrangulaire à l'aide du bistouri et de la pince à griffes.

Il est à peine besoin de dire qu'on doit éviter à tout prix d'ouvrir la vessie ou l'urèthre ; précaution facile à prendre sur une surface résistante et bien exposée à la vue.

La suture sera faite en un surjet longitudinal à points arrétés, au catgut. Il n'y a là aucune difficulté particulière.

Le pansement comprendra une sonde de Pezzer dans la vessie et une mêche de gaze dans le vagin.

Nous avons omis à dessein de parler, à propos du prolasus de l'utérus, de l'hypertrophie de la portion sus-vaginale du col. Nous avons dit ailleurs la rareté relative de cette affection et l'inefficacité des moyens que l'on dirige en général contre elle.

Gonoccoccie génitale

Le traitement de l'infection gonoccoccique chez la femme mérite d'être examiné dans son ensemble.

D'une façon générale, et bien qu'il y ait à cette règle de nombreuses exceptions, la blennorrhagie féminine passe par deux périodes ; une période aiguë et une période chronique.

a) Pendant la période aiguë, ce qui frappe le plus la malade c'est une vaginite douloureuse. Elle a une impression de cuisson et de douleur permanente, son écoulement vaginal est abondant et tache fortement le linge en jaune ou en vert ; le coït est particulièrement douloureux. A l'examen on trouve une muqueuse vaginale d'un rouge sombre très marqué ; l'introduction du spéculum, même de petit calibre, est à peu près impossible. Les orifices des glandes de Bartholin, quand on les voit, sont très rouges ainsi que le méat. Le spéculum ou le doigt, garni d'un doigtier de caoutchouc, ramène un pus jaunâtre.

Très souvent, pendant la période aiguë, les choses en restent là. Très souvent aussi le gonocoque, d'abord localisé au vagin, gagne du terrain dans les deux voies qui lui sont ouvertes : la voie urinaire et la voie utérine.

Du côé urinaire, il y a toujours, à un moment donné, et ceci n'est pas une notion classique, une légère infection. En interrogeant les malades avec soin on trouve

que pendant quelques jours il y a eu des signes d'uréthrite ; la miction a été nettement douloureuse. Plus rares
sont les signes de cystite. Nous les avons rencontrés
cependant, mais en général ils sont extrêmement fugaces.

En somme, l'infection blennorrhagique, chez la femme,
réussit mal du côté de l'appareil urinaire. C'est qu'à ce
niveau le drainage est des plus simples. Nous sommes
loin des conditions anatomiques si propices chez l'homme,
à une infection durable. Trois centimètres d'urèthre, et
d'urèthre très large, sont facilement balayés par le jet
d'urine.

Dans le cas de cystite l'urèthre joue le rôle d'un véritable drain.

Il n'y a donc guère à parler du traitement des complications urinaires de la blennorrhagie chez la femme.
L'uréthrite ne se traite pas. La cystite, que nous n'avons
jamais trouvée rebelle, cédera, dans les cas exceptionnels
où elle mérite attention, à de larges irrigations à l'eau
bouillie ou au permanganate de potasse très faible.

En somme, tant qu'il n'y a pas de complications utérines
ou annexielles, tout le traitement se borne à agir sur la
vaginite.

Pour cela, le repos génital le plus complet sera conseillé. On fera trois fois par jour de larges irrigations vaginales tièdes. Beaucoup de chirurgiens se servent pour
cela aveuglément du permanganate de potasse : c'est une
erreur. On ajoute ainsi, quelque soit le titre de la solution
une vaginite chimique à une vaginite infectieuse.

Notre pratique nous a montré d'une façon constante
qu'il vaut mieux commencer par des injections chloralées.
Elles suppriment rapidement la douleur, et au bout de
quelques jours on peut revenir au permanganate, à l'oxycyanure de mercure ou au sublimé faible.

Si, du côté de l'appareil urinaire, les complications
de la blennorrhagie sont peu dignes d'attirer l'attention, il n'en est pas de même du côté de l'appareil génital.

Une des complications les plus fréquentes est la bartholinite. Elle peut apparaître soit pendant la période aiguë,
dont nous nous occupons en ce moment, soit, mais plus
rarement, pendant la période chronique.

Bartholinite. — L'invasion est quelquefois brusque,
avec douleur, œdème énorme, sensation de battements très
pénibles. En explorant alors, malgré un œdème très
gênant et une résistance très marquée de la malade, les
deux côtés de la vulve, on trouve, soit à droite, soit à gauche
un noyau dur, quelquefois une véritable collection : c'est
la glande en voie de suppuration. Dans les cas chroniques
il n'y a pas d'œdème, la douleur est peu marquée, la poche
purulente peut atteindre de grandes dimensions avant que
la malade songe à consulter.

Dans les deux cas l'incision large est le seul traitement.
Il ne faut pas se dissimuler que cette incision est fort
douloureuse, et qu'à ce niveau le chlorure d'éthyle et la
cocaïne atténuent bien incomplètement la douleur. Nous
conseillons de recourir, chez les femmes pusillanimes, soit
à la cocaïne lombaire, soit à l'anesthésie générale. En
procédant ainsi on est sûr de pouvoir pratiquer une incision *trop large*, la seule qui mette à l'abri de la consti-
tution d'une fistule.

Il est inutile, comme on le fait encore trop souvent, de
toucher la cavité de l'abcès avec un de ces topiques nécro-
sants qui ont une vogue injustifiée, tels le chlorure de zinc
ou la teinture d'iode. Le mieux est de tasser fortement dans
la poche une mèche de gaze stérilisée.

Dans les pansements ultérieurs qui doivent être quotidiens on veillera avec soin à ce que la cavité se comble de la profondeur vers la superficie.

La fistulisation, nous l'avons dit plus haut, est toujours une conséquence d'une incision insuffisante.

En présence d'une fistule, il n'y a qu'un traitement : l'extirpation de ce qui reste de la poche purulente.

La bartholinite, bien que constituant un accident douloureux et pénible, n'est pas, en somme, une complication grave. C'est plus haut, dans l'utérus et dans les annexes, qu'est le véritable danger.

Nous avons montré ailleurs de quelle importance était le traitement, en même temps hâtif et circonspect, de la métrite aiguë. Agir à ce moment d'une manière utile, c'est éviter à la femme une vie de souffrances, et lui conserver sa vie génitale dans toute sa plénitude et dans ses conséquences.

b) Pendant la période chronique, l'attention n'est pour ainsi dire jamais attirée par la vaginite. Quelquefois c'est, ainsi que nous l'avons vu, une bartholinite qui ouvre la scène. Nous savons comment on la traite et comment on en triomphe.

Plus souvent la malade consulte pour une métrite subaiguë ou chronique. Ce n'est que par une étude attentive des antécédents qu'on arrive à rétablir une filiation étiologique. Il n'y a rien d'ailleurs de spécial à dire sur les procédés de traitement.

D'autre fois on a affaire à une annexite qui semble apparue d'emblée. Il faut savoir que, tant qu'il n'y a pas de tumeur appréciable, le simple repos très prolongé, et les injections vaginales chaudes triomphent en général très bien des salpingites à gonoccoques.

Tuberculose génitale

Depuis l'époque où les premiers travaux de Raynaud, Cruveilhier, Aran, Bernutz, Brouardel, parurent, l'histoire de la tuberculose génitale de la femme a fait de grands progrès.

C'est là un fait des plus intéressants, surtout si l'on prend en considération la multiplicité des documents que nous possédons sur la tuberculose génitale de l'homme.

Il est probable que, de même que chez l'homme l'épididyme est un des organes les plus fréquemment atteints, cliniquement, chez la femme, c'est la trompe qui jouit du même triste privilège.

Le malheur est que la trompe est difficilement accessible à l'exploration, et que le plus souvent la salpingite tuberculeuse n'est évidente qu'après l'extirpation d'une poche purulente dont on a examiné histologiquement la paroi et le contenu.

En examinant l'appareil génital de la femme, organe par organe, on voit que le domaine de la certitude se réduit à fort peu de choses.

Les ulcérations tuberculeuses de la vulve et du vagin, les fistules tuberculeuses vésico ou même recto-vaginales sont de rares trouvailles, des exceptions d'un grand intérêt anatomo-pathologique, mais dont nous ne pouvons nous occuper ici.

La métrite tuberculeuse est moins rare, mais elle est infiniment difficile à diagnostiquer. Dans une pratique déjà longue nous n'en avons rencontré qu'un seul cas!

On est porté à la soupçonner si l'utérus laisse s'écouler des produits d'aspect caséeux, ou si, ayant eu l'idée de faire examiner des produits du raclage, on trouve des cellules géantes ou des bacilles.

Dans les cas extrêmement rares où le diagnostic peut être fait, il n'y a pas à parler de curettage.

Si la malade est porteuse de lésions viscérales marquées on laissera les choses en l'état, en se bornant à traiter médicalement l'état général.

Dans toute autre circonstance, c'est-à-dire si la lésion utérine peut être considérée comme un foyer isolé de tuberculose, c'est l'ablation de l'utérus et des annexes qu'il faut préconiser.

Il n'y a guère à traiter à part de l'intervention dans les annexites tuberculeuses. Quoi qu'en aient dit certains auteurs, c'est toujours la qualité de la métrite qui, dans les exemples connus, a mis sur la trace de la vraie nature de la lésion salpingienne.

Ici, comme dans le cas précédent, il faut tenir un grand compte de l'état général, pour choisir entre la simple expectative ou l'intervention.

Infection post-puerpérale

Elle peut prendre quatre formes :

> La forme suraiguë.
> La forme aiguë.
> La forme chronique.
> La forme hémorrhagique.

a) Forme suraiguë. — Nous en avons parlé longuement dans la partie obstétricale de ce travail. L'accord n'est pas encore fait aujourd'hui sur la meilleure méthode de traitement. Un avenir prochain nous dira sans doute si la sérothérapie, l'hystérectomie abdominale, l'hystérectomie vaginale ou le drainage du péritoine ont pu résoudre la question.

b) Forme aiguë. — Cette forme rentre mieux dans le cadre de la partie gynécologique de cet ouvrage. Remarquons toutefois que nous avons traité ailleurs de la péri-métro-salpingite, et tout ce que nous avons dit alors de cette affection peut être répété ici.

c) Forme chronique. — C'est toute l'histoire de la métrite chronique et de la salpingite chronique qu'il faudrait faire. Mais nous savons depuis longtemps à quels cas s'appliquent la dilatation utérine, le curettage, la salpingectomie, l'hystérectomie totale abdominale ou vaginale. On se reportera à ces divers articles.

d) Forme hémorrhagique. — Elles est due à la rétention d'une partie des membranes. Le currettage, suivi de drainage et de pansements quotidiens, en est le seul traitement rationnel.

Métrites

A l'état normal la cavité utérine est stérile. Il en est de même de la cavité du col, exception faite cependant pour le bouchon muqueux de l'orifice externe qui contient en abondance des microbes anaérobies (Urenge, Hallé). Plus bas les microbes des voies génitales, vagin et vulve, sont à la fois aérobies et anaérobies. Parmi les organismes aérobies on trouve surtout :

1) Un streptocoque non pathogène, qu'il est possible de différencier du streptocoque pyogène.

2) Deux espèces de bacilles, qui se rapprochent de celui de la diphtérie par leur caractère de culture sur sérum, mais que l'ensemble de leurs caractères et leur innocuité pour l'animal montrent comme des espèces distinctes du bacille de Löffler.

3) D'autres formes bacillaires non pathogènes.

Notons qu'aucune de ces espèces aérobies de la partie microbienne du canal génital n'est pathogène pour l'animal (Hallé).

Les microbes anaérobies sont d'autant plus nombreux qu'on s'enfonce dans le vagin, et leur maximum d'abondance est dans le bouchon muqueux du col. Ils sont susceptibles d'amener chez l'animal des abcès et des gangrènes quelquefois mortelles (Hallé).

De ce court exposé de la flore des voies génitales de la femme on peut conclure :

a) Les métrites, (et en général toutes les inflammations de l'appareil génital), dites traumatiques, n'existent pas, car il n'y a pas *in situ* d'organismes pathogènes susceptibles de greffer une infection sur une violence ou une irritation de cause purement physique.

b) Un état général défectueux n'explique pas non plus l'évolution d'une infection de l'appareil génital.

En sorte qu'irritation traumatique et état général mauvais constituent seulement des causes prédisposantes, et qu'il faut y joindre une inoculation septique *venant du dehors*.

Le streptocoque pyogène dans l'infection puerpérale et le gonocoque dans l'infection blennorrhagique, constituent les agents de beaucoup les plus fréquents de cette inoculation. C'est pourquoi, dans la pratique, il suffit d'envisager la métrite post-puerpérale et la métrite blennorrhagique.

Il est bien entendu que cela ne veut pas dire qu'on trouve dans ces deux cas les deux microbes à l'état de pureté. Ils sont souvent associés, soit à d'autres microbes pathogènes, soit aux anaérobies qui viennent du vagin, mais qui ne se développent que parce que le terrain a été fortement préparé.

A. Métrite blennorrhagique

Cette métrite peut être considérée à son début qui est généralement aigu, ou au contraire plus tard, à sa période chronique.

Période aiguë. — C'est une période d'invasion essentiellement dangereuse car rien n'indique encore jusqu'à quel point de l'appareil génital l'infection va progresser. Dans les antécédents immédiats on trouve de la vaginite, de l'urèthrite, de la cystite ; l'utérus vient d'être envahi, peut-être les trompes sont-elles en voie d'infection, peut-être le péritoine sera-t-il envahi demain...

Il y a tout intérêt à faire un diagnostic aussi précis que possible du degré d'extension des lésions. Autant on peut traiter impunément par des moyens énergiques une vaginite et une métrite, autant une salpingite au début réclame une abstention presque absolue.

Il y a longtemps que l'on a fait justice du curettage et même du drainage utérin dans le traitement des salpingites. Toute manœuvre intra-utérine, en effet, s'accompagne de tractions sur le col et de mobilisation du corps. Ces traumatismes retentissent sur les annexes, rompent leurs adhérences, entravent de toutes manières la cicatrisation de leurs lésions. Quelquefois, on améliore momentanément la métrite, mais on provoque toujours une certaine poussée inflammatoire péri-utérine. Beaucoup de curettages, faits très aseptiquement et suivis d'un excellent drainage, s'accompagnent d'ascensions thermiques. N'en cherchez pas la cause dans l'utérus, elle n'est pas en lui.

La règle pratique à tirer de cette expérience trop souvent faite, c'est l'expectation armée, dans tous les cas où les lésions sont étendues au-delà de l'utérus.

Au contraire, si vous êtes en présence d'une métrite aiguë et que, manifestement, les annexes soient encore indemnes, vous devez intervenir pour diminuer la septicité de la cavité utérine et empêcher la propagation des bactéries dans la lumière des trompes. La dilatation, le drainage, les cautérisations remplissent ces indications.

La dilatation sera faite après nettoyage vaginal des plus attentifs; on utilisera, s'il y a sténose, des bougies coniques analogues à celles que l'on emploie pour l'urèthre de l'homme, puis, dès que des laminaires de petit calibre pourront être introduites, on emploiera uniquement ce second moyen de dilatation. Les laminaires perforées sont meilleures que les autres, car elles ne transforment pas l'utérus en cavité hermétiquement close. Il est de plus très prudent, pour éviter la rétention derrière l'agent dilatateur, de ne laisser les laminaires en place que pendant 6 ou 7 heures. Le bénéfice obtenu par ces quelques heures de dilatation suffit en général pour introduire le lendemain une laminaire du numéro suivant. Quand l'utérus est largement dilaté, il est bon de modifier la surface septique de la muqueuse par des attouchements au chlorure de zinc au $1/50^c$ ou à la teinture d'iode. Dans la pratique courante nous préférons ce dernier médicament. Il n'a pas, quoi qu'on en ait dit, l'inconvénient de former des grumeaux, et son action sur la muqueuse est plus durable que celle d'aucun autre corps.

Dans la plupart des cas il est nécessaire de répéter plusieurs jours de suite ces attouchements de l'endomètre. On les fait suivre d'un drainage continu qui doit persister jusqu'à assèchement de la cavité utérine.

Hâtons-nous de dire que cet assèchement est, le plus souvent, très difficile à obtenir. La muqueuse, puissamment infectée, s'aseptise incomplètement. Les lésions passent à l'état chronique mais, ce n'est pas là un échec, car vous avez arrêté la propagation de l'infection.

Que valent la série des petits moyens, les seuls employés encore à notre époque par beaucoup de gynécologues?

Il faut distinguer entre eux : les douches vaginales chaudes avec de l'eau permanganatée, les lavements d'eau bouillie également chaude, permettent d'agir sur le symptôme douleur et, en les joignant au repos, de limiter quelquefois l'infection.

Quant aux autres moyens, ils sont infiniment plus nocifs qu'utiles. Les scarifications du col favorisent le développement de la lymphangite utérine et préparent trop souvent la sténose ou même l'atrésie de l'orifice externe. Les tampons glycérinés, en dehors du ramollissement du col, ramollissement qui peut rendre aisée une dilatation difficile, n'ont aucune raison d'être. Croire que l'exsudation de liquide qu'ils entretiennent aseptise à distance la cavité utérine, c'est à peu de chose près admettre qu'un vésicatoire vide mieux un épanchement pleural qu'un bon coup de trocart.

Reste un point à discuter : le curettage. Beaucoup de chirurgiens le pratiquent au cours des endométrites aiguës. Nous ne saurions trop répéter que c'est là une conduite irrationnelle et dangereuse.

Souvenez-vous que la cavité utérine, avec ou sans curettage, sera toujours très difficile à bien draîner ; réfléchissez, d'autre part, que le tranchant de la curette laisse après lui une surface cruentée complètement recouverte de débris cellulaires et de bactéries ; vous avez là toutes les conditions nécessaires à l'infection grave des plaies, et cela vous explique les poussées péri-utérines si fréquentes après ces manœuvres trop hâtives.

Dilatation, attouchements à la teinture d'iode, draînage, tout le traitement de la métrite blennorrhagique aiguë est là.

Période chronique. — Là encore il vous faut tenir un grand compte de l'état des annexes ; et nous répéterons, comme plus haut, qu'une salpingite, même au début, contre-indique toute espèce de manœuvre intra-utérine. Vous serez réduit à prescrire le repos et les injections vaginales chaudes et vous ne recouvrerez votre liberté d'action que quand toute espèce de menace aura disparu au niveau des annexes.

Dans les nombreux cas où les trompes sont saines, sachez ne pas recourir d'emblée aux moyens trop expéditifs. Une bonne moitié des métrites chroniques blennorrhagiques guérit sans curettage ni cautérisation intra-utérine, par le repos et les douches vaginales très chaudes et très prolongées. Instituez donc ce traitement pendant plusieurs semaines chez toutes les malades dont la condition sociale le permettra. S'il échoue, recourez au curettage.

Curettage. — Le curettage comprend trois périodes à étudier :

La dilatation.
L'opération.
Les pansements.

La *dilatation*, sauf le cas de sténose ou d'atrésie, se fera uniquement avec les laminaires. On la poussera jusqu'au point où une bougie de Hegar n° 12 peut facilement passer. Ce degré de dilatation est atteint aisément en trois jours. Nous condamnons absolument la dilatation extemporanée, toujours dangereuse et inutile, puisque, dans l'hypothèse où nous nous plaçons, aucune raison ne plaide en faveur d'une intervention hâtive. Il est bien entendu que la dilatation sera faite avec toutes les précautions aseptiques d'usage ; le vagin sera tamponné par dessus la laminaire avec de la gaze stérilisée.

L'*opération* sera faite dans la position gynécologique, avec ou sans anesthésie, suivant la pusillanimité de la malade. La vulve sera rasée, le pansement vaginal ôté et un nouveau savonnage soigneux fait *intus et extra*.

On peut se passer complètement d'aide à condition d'employer un large spéculum de Trélat-Collin. La lèvre postérieure du col sera saisie avec une pince de Museux ou de Pozzi. Cette pince servira de point d'appui et non d'agent de traction, car il est inutile d'ébranler l'utérus et de distendre ses ligaments. La dilatation sera complétée avec les bougies de Hegar. En général, en arrivant au n° 15 on éprouve une difficulté particulière. Cette difficulté disparaît si l'on a soin d'insister longuement sur le n° 14.

Il est inutile d'aller au-delà des n°s 18 ou 19.

Le temps du curettage sera fait avec une curette de Sims, de taille moyenne et à manche malléable. Paroi par paroi, bord par bord, curettez la muqueuse. Insistez jusqu'à ce que vous ayez partout le « cri utérin ». Il est quelquefois utile de se servir d'une curette plus fine pour faire le fond, les bords et le col.

C'est une manœuvre au moins inutile de toucher à ce moment la cavité de l'utérus avec une substance caustique. Un bon lavage fait avec la sonde dilatatrice de Doléris représentera le meilleur moyen d'aseptiser cette cavité.

Draînez enfin avec un drain de caoutchouc aussi rigide que possible.

Les *pansements* sont indispensables. Le curettage n'échoue souvent que par le défaut de soins consécutifs. Chaque jour une injection intra-utérine sera faite et un nouveau drain placé. Ces soins ne cesseront que le jour où l'on aura obtenu l'assèchement complet de l'utérus.

B. Métrite post-puerpérale

Elle aussi est aiguë ou chronique ; mais nous avons traité dans la partie obstétricale tout ce qui se rapporte aux infections aiguës. Disons seulement que ces infections aiguës doivent toutes, contrairement aux infections blennorrhagiques de même ordre, être traitées par le curettage. La raison en est dans la rétention de tout ou partie des membranes. Ne pas se débarrasser de celles-ci c'est s'exposer à voir croître dangereusement l'infection. D'autre part, comme il est impossible d'être sûr, dans un cas devant lequel on est extemporanément amené, qu'il n'y a pas de rétention de membranes, il faut toujours se conduire comme si le diagnostic en avait été fait.

La forme chronique est, bien entendu, justiciable de curettage. Il n'y a aucun intérêt, dans ce cas particulier, à tenter le traitement par les injections chaudes et le repos, car, par ces moyens, on n'obtient que très rarement une sédation même temporaire des symptômes. Le seul traitement consiste dans la dilatation, le curettage de la muqueuse et des pansements très prolongés.

La conduite que nous recommandons, très simple en théorie, est infiniment plus délicate dans la pratique. Les formes chroniques de la métrite post-puerpérale ont, en effet, presque toujours une évolution indolore et torpide qui porte très peu les femmes à accepter une opération. La plupart du temps elles attendent que les annexes soient prises, et l'on se trouve en présence de lésions infiniment plus graves, vis-à-vis desquelles le curettage est absolument contre-indiqué.

Métrites hémorrhagiques. — Nous avons systématiquement omis jusqu'ici de parler des métrites hémorrhagiques, car elles ne constituent pas une espèce clinique distincte.

Les métrorrhagies apparaissent dans trois états bien différents de la femme : pendant une affection médicale, au cours d'une grossesse, au cours d'une affection de l'utérus ou des annexes. Dans les deux premiers cas le diagnostic causal est en général aisé ; dans le troisième il est souvent plus difficile de se faire une idée précise de la cause, et on a bien vite fait, si les lésions utérines ou annexielles ne sont pas évidentes, de parler de « métrite hémorrhagique ». Or, dans ces cas, l'hémorrhagie n'est qu'un épiphénomène greffé sur un syndrome qui vous échappe. Tantôt vous avez affaire à une endométrite déciduale, tantôt à cette modification spéciale de l'endomètre que Quénu a baptisée du nom de « dégénérescence angiomateuse » ; le plus souvent, enfin, aux métrorrhagies qui sont banales et fréquentes dans les métrites.

De ces trois variétés de métrorrhagies liées à une affection de la muqueuse utérine, deux d'entre elles : l'endométrite déciduale et les métrorrhagies des métrites banales, cèdent facilement au curettage. Seule la dégénérescence angiomateuse, affection rare d'ailleurs, résiste aux curettages et aux pansements les plus consciencieux. Sachez, dans les cas où vous aurez la main forcée, recourir à l'hémostase la plus radicale : l'hystérectomie vaginale.

Salpingites

Nous employons le terme de salpingite non seulement dans le sens d'inflammation localisée à la trompe, mais encore dans celui d'infection portant à la fois sur la trompe et sur l'ovaire, ou même s'étendant à la cavité pelvienne. Nous avons affaire à un terme générique qui embrasse la plupart des lésions qui prennent leur point de départ dans une inoculation septique de la trompe.

Cliniquement, et schématiquement pour l'utilité de la description, on observe trois types :

> La salpingite sans tumeur,
> La salpingite avec tumeur,
> La péri-métro-salpingite.

a) Salpingite sans tumeur. — Que l'origine soit une blennorrhagie ou une infection puerpérale, vous observez deux formes : aiguë et chronique. Dans les deux cas tâchez de faire un diagnostic précis, ne confondez pas avec ceux d'une salpingite catarrhale les signes fournis par la sensibilité d'un utérus infecté. Cette distinction que des médecins peu attentifs ne font pas toujours, a, pour les malades, les plus graves conséquences. Outre l'ennui de soumettre à un repos interminable une métrite qui peut guérir en 15 jours, vous vous exposez à laisser une infection de l'endomètre progresser vers les trompes, c'est-à dire à favoriser vous-même la lésion que vous voulez empêcher.

Dès que le diagnostic ferme de salpingite est fait, il n'y a qu'un seul traitement : le *repos*.

Toute manœuvre est, comme nous l'avons déjà répété dix fois, un véritable danger et l'on voit toujours les tractions, la dilatation, la mobilisation de l'utérus donner des poussées inflammatoires péri-utérines, qui peuvent être dangereuses.

Trélat a, il est vrai, enseigné à un moment que le curettage de l'utérus était le meilleur traitement de la salpingite au début. Depuis lors, l'expérience de tous les gynécologues a montré qu'il n'y avait pas plus de raisons d'agir contre l'utérus dans une infection des trompes, que de traiter avec énergie une uréthrite au cours d'une épididymite aiguë. La salpingite est comparable à l'épididymite non pas seulement à cause d'une grossière analogie anatomique, mais encore parce que, traitée par le repos et l'immobilisation absolue, elle peut guérir dans la plupart des cas.

Quand les médecins auront compris qu'on peut, par les moyens rapides, guérir une infection tant qu'elle n'a pas dépassé l'utérus, mais qu'une salpingite doit surtout être respectée, on verra disparaître ces graves lésions péri-utérines qui font de certaines femmes d'éternelles blessées.

Le traitement d'une salpingite aiguë à son début est tout entier dans le repos sur la chaise longue et dans les douches vaginales chaudes extrêmement prolongées. La douleur disparaîtra facilement par les lavements chauds additionnés de quelques gouttes de laudanum.

Dans les formes chroniques il est difficile d'obtenir un repos aussi absolu. Conseillez cependant des sorties aussi peu fréquentes que possible, la suppression de tout exercice, de tout rapport sexuel, de toute promenade fatiguante, et instituez deux douches vaginales, l'une le matin, l'autre le soir.

Dès que la palpation du cul-de-sac et la mobilisation de l'utérus auront cessé d'être douloureuses, vous pouvez traiter la métrite.

β) *Salpingite avec tumeur.* — Nous avons choisi ici à dessein un terme très vague qui préjuge aussi peu que possible du contenu de la salpingite. Cela ne veut pas dire que la vieille classification en hydro-salpinx, hémato-salpinx, pyo-salpinx ne corresponde pas à une réalité anatomo-pathologique, et même, dans certains cas, à une réalité clinique; mais nous prétendons que, pratiquement, au moment où l'on est forcé d'intervenir, c'est généralement dans des conditions de poussée aiguë qui ne permettent qu'exceptionnellement la distinction entre les trois types anatomo-pathologiques.

Tous les hommes qui ont pratiqué la gynécologie en dehors de l'enseignement théorique savent qu'on les appelle 99 fois sur 100 pour palper, soit sur les côtés du corps de l'utérus, soit saillant dans le vagin, une masse plus ou moins nettement fluctuante qui s'accompagne de pesanteurs, de pertes, de douleurs, et souvent de fièvre. Ce sont ces cas de pratique courante qui doivent surtout attirer notre attention, en dehors de toute espèce d'hypothèses sur le contenu de la poche kystique à soigner.

Au point de vue du traitement, il y a une double distinction à introduire.

La masse peut être haute, ou, au contraire, elle peut

saillir dans le vagin. La lésion peut être fébrile ou au contraire apyrétique.

Dans tous les cas où il y a de la fièvre et où l'état général n'est pas mauvais, après s'être rendu compte qu'il n'y a pas de menace immédiate, on doit, toujours *temporiser*.

Cette temporisation systématique pourra paraître singulière à plusieurs. Nous y attachons pour notre part une grande importance, car nous avons vu d'énormes masses en pleine évolution septique, fondre littéralement sous le doigt. On ne compte plus aujourd'hui les malades auxquelles un chirurgien trop friand de la lame proposait, en pleine poussée aiguë, une opération radicale, et qui, sans intervention d'aucune sorte, se sont trouvées complètement et définitivement guéries.

Il y a plus, si l'ouverture, par la voie vaginale, des collections légèrement saillantes, est, à cause de la bénignité des suites, à peu près indifférente en soi, il n'en est pas de même quand il s'agit d'extirper par la voie haute une salpingite en pleine évolution. Ce sont là, il est vrai, des opérations que l'on a souvent pratiquées, mais ceux-là seuls qui en ont été les défenseurs savent ce que de telles expériences ont coûté de vies humaines !

La poche kystique, à contenu éminemment septique, que l'on veut extirper, se rompt souvent ; en la décollant on détruit ces adhérences molles et glutineuses qui sont le premier stade de la défense de la grande cavité péritonéale contre l'infection encore localisée au petit bassin. Tout se trouve réuni dans ce cas pour transformer un processus septique bien limité en une véritable septicémie péritonéale.

Sachez d'ailleurs que l'expectative vous fait courir bien peu de risques. La comparaison que l'on a *osé* faire entre l'appendicite et la salpingite est incompréhensible pour nous. Le problème de l'intervention immédiate et de l'expectative dans l'appendicite est troublant, car on se sent sans cesse exposé à une rapide diffusion abdominale. Dans le cas de salpingite les choses sont toutes différentes. Les infections en apparence les plus graves, avec fièvre, pouls rapide, faciès terreux, se limitent, et la péritonite généralisée est, aux yeux de tous ceux qui ont une certaine pratique, l'exception.

Soyez certains que vous aurez dix fois plus de morts du fait de l'intervention que du fait de l'expectation.

Attendre, ce n'est d'ailleurs pas rester inactif. Le décubitus dorsal, les lavements laudanisés, la glace sur le ventre, les douches vaginales chaudes, et la morphine, supprimeront la douleur. L'alcool, la caféine en injections sous-cutanées, l'éther, les injections de sérum vous permettront d'aider l'organisme à réagir contre l'infection. Dans les cas très graves avec hyperthermie, recourez, comme nous l'avons fait nous-mêmes, aux bains tièdes progressivement refroidis. On appelle parfois ces procédés les « petits moyens », ce sont les *bons*, puisqu'ils permettent de guérir les malades.

Il est bien entendu qu'il ne faut jamais pousser un système à des conclusions absurdes. Une masse nettement fluctuante et saillante dans le vagin sera ouverte si l'état infectieux est marqué ; et ce que nous venons de dire s'applique surtout aux collections *hautes*. C'est d'ailleurs une distinction que nous avons faite dès le début et qui trouve ici son application.

En présence de salpingites passées à l'état chronique, la conduite doit être toute différente. Si, malgré un traitement vraiment reposant, la lésion ne rétrocède pas, il faut opérer. De sorte qu'au point de vue opératoire, les interventions à pratiquer dans le cas de salpingite se réduisent à deux :

Colpotomie pour les collections chaudes saillant dans le vagin.

Salpingectomie pour les masses refroidies n'ayant aucune tendance à la rétrocession spontanée.

Colpotomie. — La malade rasée et anesthésiée sera mise dans la position gynécologique.

Après un lavage soigneux de la région et de la cavité vaginale, on fera un nouveau toucher attentif, rendu infiniment plus facile que les précédents à cause de l'anesthésie. En général la saillie est postérieure avec déviation plus ou moins nette sur l'un des côtés. Saisissez dans ce cas la lèvre postérieure du col et tirez votre pince en avant et en bas. C'est le long de l'utérus que vous allez chercher la collection.

Les Lyonnais emploient souvent, à ce moment de l'opération, le trocart de Laroyenne. Quelques chirurgiens n'ont même pas craint d'employer un instrument plus barbare encore : la pince-trocart. Nous ne saurions trop recommander aux jeunes médecins de ne pas suivre ces pratiques d'un autre âge. De tels procédés sont la négation des principes chirurgicaux de notre époque. Pour ouvrir une collection, il faut voir clair, et non s'exposer à ponctionner à l'aveuglette le rectum, le corps utérin ou une anse intestinale.

Prenez donc votre bistouri, et, transversalement, dans le cul-de-sac postérieur, incisez, très près de l'utérus, la muqueuse vaginale. Dès que la muqueuse a été franchement incisée, abandonnez l'instrument tranchant ; votre doigt seul doit agir. Poussez votre index vers la collection, le long de l'utérus, pour éviter le rectum, tandis qu'une main abdominale, protégée par une compresse, refoule vers la main vaginale tout le contenu du petit bassin.

Très souvent on crève deux poches successives. La première est alors séreuse, ou séro-sanguinolente. La seconde est le plus souvent franchement purulente. Dès que cette dernière est ouverte, il vous est loisible d'agrandir, avec vos doigts recourbés en crochets ou avec une pince, l'orifice que vous avez fait.

Il faut s'abstenir de tout lavage, car vous ne savez pas dans quelle mesure la poche purulente est bien limitée du côté de l'abdomen. Faites un bon drainage avec deux gros drains en canon de fusil. Tamponnez enfin très modérément le vagin avec une compresse aseptique.

Vos drains doivent rester en place 48 heures pour bien faire la voie. Cela ne vous empêche pas de faire, pendant les deux premiers jours, quatre ou six bonnes et larges irrigations du vagin.

A partir du deuxième jour, les drains seront remplacés quotidiennement jusqu'à ce que la poche se soit comblée dans la profondeur.

Souvenez-vous que si votre voie d'accès dans la poche salpingienne est petite, vous êtes exposé à une fistule, mais que si votre ouverture a été primitivement considérable, il n'y a rien à craindre de ce genre.

Salpingectomie. — La salpingectomie est une opération très facile dans les cas où elle n'est pas indiquée. C'est au contraire une opération presque toujours pénible dans les cas où elle est nécessaire. Si vous avez un kyste salpingien latéro-utérin durant depuis des mois sans rétrocession, ayant donné lieu à plusieurs poussées aiguës ; si, de plus, la malade souffre sérieusement et réclame l'intervention, vous êtes presque sûr de tomber sur une poche adhérente, dont la décortication sera délicate et lente.

1er *Temps*. — La laparotomie sera faite dans la position de Trendelenburg, qui est absolument indispensable. L'écarteur abdominal à 3 valves sera mis en place; l'intestin sera protégé par de larges compresses étalées et tassées avec le plus grand soin. A ce moment, avant de rien tenter, examinez bien les lésions. Trois points doivent attirer votre attention :

a) Les kystes salpingiens sont-ils, du fait d'adhérences nouvelles, recouverts d'un véritable diaphragme séreux, c'est-à-dire rétro-péritonéaux ?

b) Leur paroi est-elle assez épaisse pour permettre la décortication sans rupture ?

c) Y-a-t-il des adhérences intestinales ?

2e *Temps*. — Il varie suivant les conclusions de votre examen.

a) Si les trompes sont enfouies sous un diaphragme péritonéal, il faut inciser celui-ci, puis pratiquer la décortication sous-séreuse, qu'il faut faire sans violence, en cherchant patiemment un plan de clivage qu'on finit presque toujours par trouver.

b) Si la paroi très mince menace de se rompre, ponctionnez avec le trocart de l'aspirateur, évacuez le contenu, puis refermez l'orifice de la piqûre avec une pince à forcipressure.

c) Si enfin il y a des adhérences intestinales, détruisez-les prudemment. Quand elles saignent et menacent de déchirer l'intestin, sacrifiez un lambeau de la poche; avec un bon drainage cette surface septique n'entraînera pas de complication grave. Les déchirures intestinales, quand elles se produisent, seront fermées par deux plans de suture. La résection intestinale ne sera, bien entendu, employée que dans les grands délabrements de l'intestin.

3ᵉ *Temps*. — L'hémostase sera faite soit systématiquement quand on reconnaît encore les pédicules vasculaires, soit au fur et à mesure des sections artérielles quand il est impossible de se repérer.

Souvenez-vous que toute collection salpingienne a deux pédicules, l'un du côté de l'utérus, l'autre du côté de l'utéro-ovarienne. Un coup de thermo-cautère sera donné sur le moignon de la trompe qui reste appendu à la corne utérine.

Essayez-vous de bonne heure à faire de petits pédicules, car ce sont les seuls que vous puissiez bien étreindre dans une ligature, ce sont les seuls aussi qui ne donnent pas de sphacèle.

Il vaut mieux, pour les ligatures, employer ici le catgut ; car vous opérez très souvent en plein milieu septique, et des fils non résorbables peuvent être le point de départ de fistules interminables.

4ᵉ *Temps*. — Beaucoup de chirurgiens s'appliquent à bien reconstituer le péritoine pelvien. Cette pratique est très recommandable dans les cas où l'on est sûr de n'avoir pas inoculé les surfaces cruentées créées par la décortication. Dans tous les autres cas, il vaut mieux ne pas tenter cette reconstitution.

5ᵉ *Temps*. — Vous devez drainer dans tous les cas où les trompes contenaient du pus, alors même qu'il n'y aurait eu aucune effusion intra-péritonéale de liquide septique. Il faut en effet toujours se méfier de l'état de sub-infection des adhérences péri-kystiques. Leur rupture peut avoir mis en liberté une foule de germes contre lesquels il faut vous prémunir.

Le draînage sera fait uniquement par la voie abdominale.

Il nous reste un dernier point à examiner, c'est l'utilité

de l'hystérectomie pour annexite. Nous pouvons dès maintenant admettre comme démontré que dans les périmétro-salpingites, avec suppurations multiples et état général grave, l'hystérectomie pratiquée par la voie vaginale donne de véritables résurrections. Dans ces bassins pleins de cloisonnements septiques, transformés pour ainsi dire en éponges purulentes, faire sauter la « bonde », par en bas, est le meilleur moyen de draîner tous les abcès.

En dehors de ces cas dont nous ne nous occupons pas ici, la question reste entière pour ce qui est des kystes salpingiens opérés à froid.

Les hystérectomistes, qu'ils soient abdominaux ou vaginaux, disent qu'il n'y a aucune raison de laisser un utérus métritique souvent dévié, et dont la présence ne peut être qu'une source de souffrances dans l'avenir. Ils ajoutent que la preuve de la bénignité de l'hystérectomie vaginale est faite depuis longtemps, et que par la voie abdominale même, l'hystérectomie n'augmente en aucune façon la mortalité.

Il est difficile sur ce point de donner une opinion personnelle. Laparotomiste convaincu, nous pensons qu'il vaut mieux laisser l'utérus en place toutes les fois qu'il paraît sain. Dans les cas où l'utérus est dévié, volumineux, infecté, il vaut mieux peut-être l'enlever. Nous conseillons alors l'hystérectomie supra-vaginale.

Il est une circonstance cependant où l'hystérectomie nous semble indispensable pour faire une bonne salpingectomie double. Nous voulons parler de ce cas où, après ouverture de l'abdomen, l'utérus et les kystes salpingiens paraissent fusionnés en une masse unique, moulée dans le bassin, en sorte qu'en aucun point l'amorce de la décortication ne semble possible. C'est alors que l'hémisection utérine par le procédé de J.-L. Faure permet d'extirper la totalité de la masse en deux moitiés aisément décollables.

C'est là un procédé élégant et sûr qu'il est indispensable de décrire.

Hémisection utérine de J.-L. Faure. — L'auteur le décrit lui-même ainsi :

Avec de forts ciseaux droits, on sectionne l'utérus sur la ligne médiane, du fond vers le col. De cette façon on évite les hémorrhagies. L'utérus est ainsi partagé en deux moitiés, et le vagin se trouve tout naturellement ouvert en avant et en arrière sur la ligne médiane. Les tranches utérines sont saisies de chaque côté par une pince, deux au besoin. Une bonne pince est alors amarrée de chaque côté sur le col, et on commence à extirper une des moitiés utérines avec les annexes qui lui sont fixées, en commençant par le côté qui semblera le plus favorable. Quand on a le choix, il vaut mieux s'attaquer d'abord au côté droit. Le moignon cervical de ce côté étant fortement attiré en haut, on sent une bride résistante qui limite son ascension. C'est la moitié droite de la paroi vaginale qui s'insère en ce point sur le col et le retient dans la profondeur. Un coup de ciseaux sur cette bride résistante, au ras du col, et celui-ci se laisse immédiatement attirer vers le haut. Désormais il n'y a pas d'autre difficulté que la présence de l'artère utérine, mais rien n'est plus simple que de la couper, en la pinçant avant ou après sa section.

L'insertion vaginale et l'artère utérine étant sectionnées, toutes les parties à enlever se décollent, se déroulent, avec une facilité surprenante. Dans ces conditions, la masse à enlever ne tient plus que par le ligament rond qu'on a pu parfois couper un peu plus tôt, et par le pédicule des vaisseaux utéro-ovariens, que l'on coupe directement ou après l'avoir étreint avec une pince ou simplement avec les doigts.

L'opération du second côté est au moins aussi facile.

γ) *Péri-métro-salpingites.* — Les inflammations diffuses du petit bassin, inflammations dont le point de départ est presque toujours annexiel, apparaissent sous plusieurs aspects cliniques, et à chacune de ces formes cliniques correspond un traitement particuler.

Nous distinguerons la *péri-métro-salpingite séreuse, les abcès pelviens* simples ou multiples, *les phlegmons du ligament large.*

La péri-métro-salpingite séreuse consiste moins dans une série de collections séreuses intra-péritonéales que dans un œdème aigu du ligament large. C'est un accident à évolution rapide, une véritable lymphangite péri-utérine qui cède en général assez rapidement au repos et aux injections vaginales chaudes. Il reste presque toujours comme reliquat une salpingite que l'on guérira par les moyens ordinaires.

Les abcès pelviens sont justiciables de la colpotomie s'ils saillent dans le vagin, du simple repos si l'état général est peu grave et s'ils sont haut situés, enfin de l'hystérectomie vaginale si l'état général est grave et s'il y a des collections multiples.

Il n'y a, au point de vue du traitement, aucune distinction à faire entre les phlegmons du ligament large et les abcès pelviens.

Fistules vaginales

Fistules vésico-vaginales et uréthro-vaginales

Ces fistules, qui constituent une des infirmités les plus pénibles de la femme, sont encore trop soúvent traitées par des procédés inutilement compliqués, véritables survivances de la période pré-aseptique.

Il faut savoir que si le vagin est à peu près aseptique, si la vessie n'est pas infectée, tout procédé par lequel on obtiendra, au niveau de la fistule, l'affrontement de larges surfaces, *sans traction*, donnera de bons résultats.

On voit qu'il y a là de multiples conditions de succès à réunir ; nous allons les examiner successivement.

L'asepsie du vagin sera facilitée par de nombreuses irrigations chaudes et très faiblement antiseptiques. L'utérus sera curetté s'il y a lieu. Enfin la vessie sera, au cas de cystites, désinfectée par les moyens ordinaires.

Ces soins prémonitoires sont, nous le répétons, indispensables, car tenter une réunion par première intention dans un milieu septique cst une folie. Est-ce a dire qu'on peut se flatter d'aseptiser dans tous les cas la vessie et le vagin ? Certes non, mais il faut ramener la septicité de ces réservoirs à un minimum indispensable.

Dans les jours qui précéderont l'opération, on pratiquera, toutes les fois que cela sera possible, plusieurs examens soigneux de la fistule. Sa situation **exacte**, ses dimensions, l'état d'infection ou de non-infection des bords seront appréciés avec la plus grande exactitude. En même temps, le vagin sera exploré, quant à l'état de ses parois et quant à sa dilatabilité. Il faut faire ces explorations avec les valves mêmes qui serviront à l'acte opératoire. On se rendra mieux compte aussi des conditions d'éclairage, d'exposition de la fistule, de mobilisation de la muqueuse et d'abaissement du col.

Certains opérateurs se contentent de la cocaïne locale. Nous ne saurions conseiller cette pratique, car les tractions que l'on fait sur le vagin avec les valves sont douloureuses, et l'on se trouve gêné au cas de débridements vaginaux nécessaires.

La cocaïne lombaire peut évidemment rendre là de grands services. Il faut savoir cependant que les opérations sont longues, que la position donnée à la malade est, sinon douloureuse, du moins gênante, enfin que sans résolution musculaire on ne peut pas tirer de la position gynécologique tout ce qu'elle peut donner comme exposition de la paroi antérieure du vagin.

Ces remarques nous conduisent à déconseiller, dans ce cas particulier, l'anesthésie par la voie sous-arachnoïdienne.

C'est au chloroforme et à l'éther que nous donnerons donc la préférence.

Certains chirurgiens ont mis les malades dans des positions un peu particulières. Sims employait le décubitus latéral en semi-pronation : Bozein et Neugebauer la position génupectorale. Sans prétendre que chacune de ces attitudes n'ait pas ses indications particulières, nous pensons que, le plus souvent il suffira de mettre la malade dans la position gynécologique la plus fréquemment usitée en France ou position dorso-sacrée.

Il est complètement inutile d'employer les véritables instruments de torture connus sous le nom de spéculum et crochets rétracteurs de Neugebauer. Il y a là tout un arsenal d'un autre âge, que le chirurgien moderne ne doit pas utiliser.

Technique opératoire. — 1er *Temps.* — Avant de pratiquer l'avivement, on fixe les bords de la fistule avec deux pinces à griffes placées aux deux extrémités du grand diamètre de l'ouverture. En agissant sur elles, on abaisse la fistule autant qu'il est possible ; très souvent, même dans les cas où l'on n'aurait osé l'espérer, on voit cet abaissement se produire et la fistule devenir accessible. Pour ne pas contrarier cet abaissement, il est indiqué de n'utiliser que de courtes valves vaginales ; les valves longues, en distendant la muqueuse du vagin, s'opposent à l'abaissement de la fistule.

Sur une région ainsi exposée il n'est pas besoin d'instrument spécial, et nous avons pu délaisser l'arsenal compliqué que nécessitaient les opérations d'autrefois. Des pinces, un bistouri, des ciseaux droits et courbes, une aiguille de Doyen courbe sont les seuls instruments indispensables.

2e *Temps.* — C'est le temps qui caractérise la méthode. Au lieu d'aviver en surface, on dédouble largement la cloison vésico-vaginale. Pour cela, on pratique une incision à l'union même de la muqueuse vaginale avec la vésicale, sur tout le pourtour de l'orifice de la fistule. Puis, prenant solidement avec une pince à griffes le milieu de la lèvre vaginale ainsi formée, on prolonge latéralement, des deux côtés, l'incision en pleine muqueuse vaginale, et facilement on dissèque cette muqueuse. On la sépare de la vessie, et on insiste dans le même sens, dédoublant la paroi dans une étendue de 1 à 3 centimètres, suivant l'étendue de la fistule.

On répète la même manœuvre du côté opposé, et l'on obtient ainsi deux lèvres muqueuses très mobiles, susceptibles de s'adosser sur une large surface. Il ne faut pas craindre de faire un large avivement en disséquant le plus possible la paroi vésicale. Celle-ci est rendue flottante et indépendante de la paroi vaginale.

Il faut bien comprendre que le *seul* temps important de l'opération est l'avivement des deux lambeaux. Si cet avivement est mal fait, c'est-à-dire si, après suture, les lambeaux tirent, l'opération est sûrement manquée.

3° Temps. — Certains chirurgiens croient nécessaire de suturer la plaie vésicale. C'est ainsi que Quénu place à ce niveau une rangée de sutures au catgut, en prenant bien garde toutefois que les fils restent sous-muqueux et ne pénètrent pas dans la vessie. Ricard, au contraire, laisse la plaie vésicale se cicatriser spontanément et se contente d'affronter par leur large surface cruentée les lambeaux de muqueuse vaginale, en employant de préférence des fils d'argent. Les fils sont passés à la base même des lambeaux, dans l'angle dièdre formé par la limite du dédoublement. Lorsque les fils ont été tordus, on constate un bourrelet vaginal, semblable à deux lèvres accolées et faisant une saillie marquée dans le vagin.

Nous conseillons de s'en tenir à la technique très simple de Ricard. L'expérience prouve que les sutures plus complètes sont au moins inutiles. On ne suivra donc ni l'exemple de Quénu, cité plus haut, ni celui de Walchez et Fénoménoff qui regardent la suture de la vessie comme la partie la plus importante de l'opération, ni celui de Legueu qui oriente les deux lignes de suture perpendiculairement l'une à l'autre, ni enfin celui d'Assaky, qui a été jusqu'à conseiller 3 plans de sutures.

On discute encore maintenant sur la nature du fil à

employer. Ce choix n'a pas toute l'importance que certains auteurs lui ont accordé. Les chirurgiens sont en général trop enclins à mettre sur le compte des fils des insuccès qui relèvent souvent de facteurs plus personnels.

Le catgut aurait évidemment l'avantage de ne pas demander une ablation des fils, mais sa résorption est trop infidèle comme durée pour qu'on puisse lui confier le sort de sutures aussi importantes. Toutefois, si, par exception, on était amené à faire des sutures perdues, il y aurait une indication formelle à l'emploi du catgut.

La soie n'est pas à conseiller. Grâce à la capillarité de son tissu, elle absorbe les liquides vaginaux et les conduit dans le trajet du fil qu'ils infectent.

Le crin de Florence constitue un bon fil, malheureusement il est un peu court, et on le trouve dans la pratique difficile à extraire, car il se cache très facilement dans les replis du vagin.

En somme, à l'exemple de Ricard, nous conseillons l'emploi du fil d'argent. L'un de ses principaux avantages est la facilité avec laquelle on le lie au fond d'une cavité. Il faut avoir la précaution de tordre les fils toujours dans le même sens et d'un nombre connu de tours, ce qui permet la détorsion plus facile lorsqu'il convient de les enlever. Les fils sont laissés longs et sont réunis en un paquet entouré de gaze dans le vagin.

4ᵉ *Temps*. — Un point des plus importants est l'établissement dans la vessie d'une sonde à demeure. Le cathétérisme permanent ainsi institué empêche l'urine de séjourner au niveau de la plaie, fait tomber la septicité du réservoir urinaire et soustrait à toute distension mécanique la paroi vésicale.

On mettra donc en place une sonde de Pezzer. A son extrémité on adaptera un tube en caoutchouc qui ira plonger dans un urinal à moitié rempli d'un liquide antiseptique. Grâce à cette disposition, l'urine est évacuée par le mécanisme du siphon et l'air ne pénètre pas dans la vessie.

Le vagin sera modérément tamponné à la gaze stérilisée, et la vulve occluse par un gâteau d'ouate qui laissera passer la sonde de Pezzer.

Soins post-opératoires. — Pendant les quinze jours nécessaires au traitement, on maintiendra la malade dans le décubitus dorsal, les jambes étant rapprochées et légèrement soulevées par un coussin.

Les premières urines sont sanguinolentes, mais bientôt elles reprennent leur aspect normal.

Ch. Martin conseille de laver à plusieurs reprises (2 à 4 fois par 24 heures) la vessie pendant les premiers jours. C'est là une pratique qui nous paraît bien inutile, car une vessie drainée ne peut être bien septique et les lavages que le chirurgien ne peut toujours pratiquer lui-même exposent à des fautes d'asepsie ou à une distension vésicale toujours préjudiciables à la malade.

Quelques auteurs ont conseillé de retirer la sonde à demeure au bout de 48 heures. Ils justifient cette conduite en disant que la sonde produit des douleurs plus ou moins vives, irrite la vessie et augmente le nervosisme de la malade.

Sans nier que la sonde à demeure n'ait quelquefois des inconvénients, nous conseillons de la laisser en place pendant 12 jours, c'est-à-dire 2 jours encore après l'ablation des fils.

Agir autrement c'est s'exposer presque fatalement à une distension dangereuse de la vessie.

Le point important est de surveiller plusieurs fois par jour le bon fonctionnement de la sonde. Au cas d'un arrêt dans l'écoulement du liquide, il faudrait, avant de se résoudre retirer à la sonde, essayer sa désobstruction par une injection très doucement poussée et peu abondante.

Pour empêcher tout effort et immobiliser le rectum et la paroi recto-vaginale, on constipera la malade pendant les 7 ou 8 premiers jours. A la fin de cette période les selles seront évacuées à la faveur de grands lavements tièdes ou de lavements huileux.

Un excellent adjuvant sera la diète lactée, plus ou moins mitigée suivant la docilité de la malade.

Le 15ᵉ jour on pourra faire cesser le repos au lit.

Fistules recto-vaginales

Contrairement à ce qu'enseignent la plupart des auteurs, les fistules recto-vaginales sont, dans la plupart des cas, justiciables du procédé de dédoublement que nous venons de décrire à propos de fistules vésico-vaginales et uréthro-vaginales. Ce désaccord entre les opinions classiques et celles que nous défendons ici, vient de l'importance exagérée que les chirurgiens accordent à une complication banale des fistules recto-vaginales : la déchirure du périnée. Sidérés par cette préoccupation, ils raisonnent tous de la manière suivante : « Il y a deux lésions, la fistule et la déchirure ; pour être complète une opération doit répondre à ces deux termes ; en conséquence, la fistule sera fermée à la faveur d'une périnéorraphie ».

Autant d'affirmations, autant d'erreurs. Il y a bien concomitance de la fistule et de la déchirure périnéale, mais ces deux lésions sont d'une importance très inégale. Vous pourrez toujours refaire un périnée, mais vous n'êtes pas sûr, toujours, de fermer la fistule. Sacrifiez donc tout à un procédé opératoire qui, sans s'occuper du périnée, vous donne le maximum de chances de débarrasser la malade de cette infirmité dégoûtante qu'est une fistule recto-vaginale. La fistule guérie, il vous restera à faire une reconstitution périnéale des plus simples.

Cela ne veut pas dire qu'il faille dans tous les cas, et systématiquement, opérer en deux temps. A chaque cas particulier peut correspondre une indication particulière, mais toutes les éventualités possibles peuvent, d'une manière très schématique, être groupées en deux séries :

a) La fistule est haut située.

b) La fistule est située bas, et sa lumière n'est séparée du périnée que par un mince pont de substance.

a) *La fistule est haut située.* — Supposons un instant que vous ayez choisi un procédé répondant à la double indication opératoire de la fistule et de la déchirure du périnée. Nous avons vu plus haut que le meilleur procédé de périnéorrhaphie est le procédé de Lawson Tait, qui consiste à dédoubler en un plan vaginal et un plan rectal la cloison recto-vaginale, puis à réunir transversalement les larges surfaces cruentées ainsi créées.

Vous commencez donc par le dédoublement de Lawson Tait, puis, sur le plan rectal, vous fermez votre fistule ; il vous reste à terminer par la réunion transversale. C'est là, sans aucun doute, le procédé le plus simple qui réponde à la double indication opératoire que vous avez posée.

Eh bien ! essayez-le ce procédé, et estimez-vous heureux si, une fois sur 4 ou 5, vous obtenez un résultat ! C'est que le dédoublement de la cloison au milieu de la fistule n'est pas commode et se fait souvent au prix d'un agrandissement. C'est, de plus, que la suture n'est pas facile à faire dans l'angle dièdre formé par le dédoublement. C'est enfin que les fils d'occlusion placés sur le plan rectal infectent presque à coup sûr les larges surfaces que l'on se propose d'accoler.

Abandonnez donc, dans les fistules haut placées, l'espoir de faire en même temps une périnéorrhaphie. Estimez-vous heureux de fermer simplement la fistule. Pour cela vous avez un procédé parfait, celui que nous avons exposé dans le chapitre précédent. Cela revient, en somme, à traiter de la même façon les fistules recto-vaginales et vésico-vaginales.

Pour nous, il nous souviendra toujours avoir, après un Lawson Tait péniblement pratiqué, échoué d'une façon complète ; alors qu'un mois plus tard le procédé dit « de dédoublement » nous donnait, sans la moindre peine, un succès complet.

Quinze jours plus tard nous pratiquions la périnéorrhaphie de façon à obtenir une restauration parfaite, et la guérison eut lieu sans encombre.

b) La fistule est située bas. — S'il y a, comme dans l'hypothèse où nous nous sommes placés plus haut, un simple pont de substance qui sépare la fistule du périnée, il est bien évident que le procédé que nous recommandons pour les fistules hautes ne sera pas applicable. Le mieux est ici de sectionner le pont de substance. On est alors en présence d'une déchirure totale du périnée. C'est alors, mais alors seulement, que le procédé de Lawson Tait, pratiqué d'emblée, est merveilleux.

La seule question pendante est de savoir si la section du pont de substance et le Lawson Tait doivent être pratiqués dans la même séance. Nous répondons fermement :

non. La fistule est forcément infectée ; faire la périnéor-rhaphie tout de suite, c'est se placer de parti pris dans des conditions mauvaises. Il faut savoir attendre la cicatrisation.

Soins post-opératoires. — L'ablation des fils sera faite, comme pour toutes les opérations vaginales, vers le 10e jour. La diète lactée mitigée sera instituée, enfin on constipera pendant 7 à 8 jours.

Fistules urétéro-vaginales

Avant de rien tenter, assurez-vous des rapports exacts de l'uretère et de la vessie. On peut en effet trouver trois aspects :

a) L'uretère et la vessie s'ouvrent tous deux au niveau de la fistule. La lumière de l'uretère apparaît, comme un point sur une des lèvres de l'ouverture vésicale. C'est une fistule qui est à la fois vésico et urétéro-vaginale. La plupart des fistules que l'on observe dans la pratique appartiennent à ce type.

b) L'uretère sectionné au cours d'une opération vaginale ou abdominale ne communique plus avec la vessie ; il est pour ainsi dire abouché dans le vagin. C'est un cas assez rare,

c) L'uretère lésé latéralement communique toujours avec la vessie, mais toute l'urine s'écoule par la communication urétéro-vaginale. La fréquence de ce cas est intermédiaire aux deux cas précédents,

On voit dès maintenant que dans les types *a*) et *c*) l'opération sera relativement simple. Elle consistera dans la fermeture de la communication vaginale, et le procédé dit « de dédoublement », que nous avons recommandé pour les fistules vésico-vaginales, sera là encore le meilleur.

Au contraire, dans le type *b*) la simple fermeture exposerait à tous les accidents de la rétention rénale. C'est pourquoi, avant de prendre une décision, il faudra s'éclairer avec tous les moyens existant actuellement : vue, toucher, injection vésicale colorée, cystoscopie, cathétérisme des deux uretères,

Quand le type *b*) aura été reconnu, c'est-à-dire que l'on sera absolument sûr qu'il n'existe aucune communication entre la vessie et l'uretère, on pratiquera l'opération de Landau.

Cette opération consiste essentiellement dans la création d'une large fistule vésico-vaginale, puis dans la séparation des deux fistules d'avec le vagin. Landau faisait cette séparation à l'aide d'un avivement, nous recommandons là, comme partout ailleurs, le procédé dit « du dédoublement ».

1er *Temps*. — S'il n'y a pas de large communication vésico-vaginale, il faut en créer une. Dans ce but une sonde est introduite dans la vessie à travers l'uretère. Sur cette sonde la vessie est incisée largement. Il est bon, pour éviter d'une manière définitive la fermeture de la plaie ainsi créée, de suturer par quelques points les deux muqueuses vaginale et vésicale sur les bords de la solution de continuité.

Une sonde molle très fine est alors introduite d'une part dans l'uretère et d'autre part dans la vessie. L'extrémité libre de la sonde doit sortir par l'urèthre.

2e *Temps*. — Il reste à séparer l'ouverture urétérale de

l'ouverture vésicale du vagin par le procédé dit du « dédoublement ».

Nous n'en décrirons pas de nouveau la technique. Les mêmes soins et les mêmes précautions que nous avons indiqués plus haut seront apportés à la confection, à l'adossement et à la suture des lambeaux. Les fils seront retirés dans le délai habituel ; et si l'on a su faire une autoplastie sans traction, on obtiendra un succès complet et définitif.

Hématocèle rétro-utérine

Nous choisissons le terme « *hématocèle rétro-utérine* » de préférence à tous les autres, parce qu'il correspond mieux à la localisation de la lésion dans l'immense majorité des cas.

Nous avons déjà montré dans la partie obstétricale, à propos de la grossesse extra-utérine, que les hémorrhagies péri-utérines, quelle que soit leur origine, peuvent apparaître sous deux aspects : l'épanchement peu abondant qui s'enkyste aisément, et l'épanchement très abondant qui d'emblée donne le syndrome de l'inondation péritonéale.

De l'inondation péritonéale et surtout de son traitement nous avons dit tout ce qui était indispensable dans la première partie de cet ouvrage. Il nous reste à traiter ici des collections sanguines para-utérines.

Le traitement différera essentiellement suivant que l'on aura affaire à une hémorrhagie moyenne bien limitée d'emblée, ou au contraire à une poche à parois extensibles dans laquelle des hémorrhagies successives et abondantes se produisent.

Dans les deux cas, il y a, au début des accidents, une période d'hésitation, pendant laquelle le choix d'une conduite utile est vraiment délicat. Quelle qu'ait été la brusquerie et la violence des symptômes initiaux, il ne faut point se hâter de prendre une résolution extrême, mais au contraire apprécier d'une façon aussi exacte que possible l'état général et le danger que court immédiatement la malade.

Dans les cas moyens, le début est simplement marqué par une douleur locale souvent brusque, un sentiment très marqué de faiblesse et une augmentation de volume du ventre.

Les jours qui suivent, des poussées de péritonite plastique circonscrivent l'épanchement et occasionnent des nausées, du ballonnement du ventre, de la douleur, de la fièvre.

Ces cas moyens, sauf s'il y a une ascension fébrile intense et persistante, doivent être abandonnés à eux-mêmes. Ordinairement, au bout de deux ou trois semaines, l'épanchement sanguin tend à se résorber, et la malade guérit ainsi sans opération. Ayez soin cependant d'observer vos malades avec la plus grande attention, et tenez-vous prêt à intervenir à la première menace.

Vous êtes menacé par deux dangers : l'infection de la collection sanguine et son augmentation. L'infection sera traitée par la colpotomie. Il faut savoir que l'incision ne livre pas, dans ces cas, passage à du pus, mais à un liquide chocolat, brunâtre, formé de sang plus ou moins altéré. L'évacuation de la poche donne parfois naissance à une hémorrhagie qui peut être abondante. Dans les cas où le tamponnement ne suffirait pas à l'arrêter il faudrait pratiquer la laparotomie.

Quand l'hématocèle augmente grâce à des hémorrhagies successives, et que cette augmentation altère gravement la santé de la malade et menace la poche d'une rupture, il n'y a qu'un traitement : l'ablation de l'annexe qui est le point de départ des hémorrhagies. Cette ablation ne peut se faire que par laparotomie.

On devra donc inciser la paroi abdominale dans la position de Trendelenburg, bien protéger l'intestin avec une épaisse couche de compresses, enlever par ponction aspiratrice la partie liquide du contenu de la poche, puis, en décollant avec précaution les anses intestinales conglomérées, ouvrir la poche elle-même. Le contenu, suivant son état de fluidité, sera enlevé avec des compresses ou avec des pinces. Si ce nettoyage produit une nouvelle hémorrhagie, la cavité sera tamponnée avec des compresses. Il sera temps alors d'explorer les connexions de la poche et de la décoller peu à peu des parties voisines. En général il est impossible de reconnaître les pédicules vasculaires, et le mieux est de se contenter de lier les artères au fur et à mesure qu'on les sectionne.

Quand, par exception, une partie de la masse se laisse aisément pédiculiser, le pédicule sera étreint dans un champ, et, après section au ras de celui-ci, on fera soit la ligature de meunier, soit la ligature en chaîne.

L'abdomen sera refermé par quelques fils métalliques et la cavité de Douglas sera drainée par la partie inférieure de l'incision.

Nous ne saurions trop répéter que, les cas d'inondation péritonéale mis de côté, l'opération que nous venons de décrire ne sera indiquée que d'une façon exceptionnelle. Presque toujours l'expectation suffira. On recommandera alors le repos le plus absolu, la glace sur le bas-ventre, les lavements tièdes, peu abondants et laudanisés, enfin des injections de morphine et, dans les cas de péritonite d'intensité moyenne ou grave, les lavements térébenthinés du codex, 2 à 3 fois par jour selon les indications. Ces lavements sont de véritables drains qui permettent l'évacuation *trans-intestino-péritonéale* des liquides contaminés.

Nous nous sommes souvent bien trouvés de remplacer les injections de morphine par des cachets de bromhydrate de quinine. On soutiendra les forces de la malade par des injections de sérum artificiel.

Fibromes

Il serait inexact de dire que tout fibrome doit être extirpé. Un grand nombre de femmes portent en effet des fibro-myomes utérins qui ne les gênent ni par leur volume, ni par leur croissance, ni par des compressions anormales, ni par des hémorrhagies. Il faut donc, lorsqu'on examine une malade pour une affection de ce genre, tenir compte, dans l'appréciation de l'indication opératoire, d'un grand nombre de données accessoires, différentes des symptômes liés à la présence même de la tumeur.

Parmi ces données, l'âge a été considéré longtemps comme une des plus importantes. Il y a là une certaine exagération. Il est bien vrai qu'en général les malades qui sont près de la ménopause voient souvent leur tumeur cesser de croître et même rétrocéder, mais les exceptions à cette prétendue règle sont tellement nombreuses que c'est proprement une folie de compter sur une rétrocession spontanée dans les cas où un fibrome, par son volume, crée une gêne ou un danger. En somme, au cas d'une tumeur moyenne, l'âge de la ménopause peut permettre d'écarter toute crainte de complication immédiate, mais au cas de tumeur volumineuse compliquée d'hémorrhagies ou de compressions, l'âge ne peut être considéré comme une cause d'abstention, car rien n'autorise à compter sur une rétrocession spontanée du mal. De ce que, dans des conditions déterminées, une tumeur n'augmentera pas, il n'y a aucune raison de conclure à sa diminution.

L'âge n'est pas le seul facteur à prendre en considération ; l'état des annexes de l'utérus, la fréquence et l'abondance des métrorrhagies, la durée des ménorrhagies, les troubles liés aux compressions vasculaires, les douleurs dues aux compressions nerveuses, la gène apportée dans le fonctionnement des réservoirs, l'état de grossesse, les troubles cardiaques, gastriques, respiratoires, etc., constituent autant d'éléments d'appréciation qui doivent être pesés pour ou contre l'opération.

Nous n'avons pas l'intention de discuter ici dans tous ses détails le délicat problème des indications opératoires dans les fibromes. Il nous suffira de résumer très brièvement les règles auxquelles nous obéissons dans la pratique, règles qui n'ont, bien entendu, qu'une valeur proportionnelle à notre propre expérience, mais que nous proposons telles quelles à ceux qui viennent chercher dans notre livre une méthode précise et d'exactes limites pour leur action.

1° Chez une femme *jeune*, tout fibrome, s'il est volumineux, doit être extirpé, alors même qu'il n'aurait donné lieu à aucune complication. La seule contre-indication serait une difficulté opératoire, l'enclavement par exemple. On ne peut pas dire qu'il y ait là d'ailleurs une contre-indication formelle, car un autre chirurgien plus aseptique, plus habile ou plus heureux peut mener à bien l'opération. Toutefois on doit prendre en considération cette vérité que l'ablation d'un fibrome enclavé expose toujours dans une certaine mesure les jours de la malade, et qu'il n'y a peut-être pas lieu de courir un pareil risque pour une tumeur qui, momentanément au moins, ne gène point. Ce qui revient à dire que si le fibrome est mobile il faut absolument l'enlever, et, s'il est adhérent, il faut avec le plus grand soin peser les circonstances, tant au point de vue des aptitudes personnelles qu'à celui de la résistance de la malade.

2° Chez une femme *jeune*, tout fibrome, quel que soit son volume, doit être *traité*, s'il donne lieu à une complication menaçante pour la santé ou même simplement gênante pour la malade. Les traitements existants actuellement diffèrent suivant la complication à combattre, et surtout suivant le tempérament du chirurgien.

L'électrolyse, le curettage, sont dirigés contre l'hémorrhagie; la castration double contre l'accroissement de la tumeur et les hémorrhagies. Les ligatures vasculaires atrophiantes ont été ou sont employées dans le même but.

La myomectomie faite, soit par la voie abdominale, soit par la voie vaginale, vise à la guérison du fibrome avec conservation de l'utérus. Enfin les deux hystérectomies, abdominale et vaginale, représentent le mode de guérison le plus radical, celui qui met en même temps à l'abri de toute récidive. Nous examinerons plus loin ces divers procédés et nous les apprécierons à notre point de vue personnel. Disons tout de suite que nous avons coutume de ne pratiquer que le curettage et l'hystérectomie. Le curettage est réservé dans notre pratique à faire disparaître les hémorrhagies et la métrite dans les utérus peu volumineux, à petits fibromes ou à fibromes multiples (utérus fibromateux). Nous l'employons aussi dans les cas où une difficulté opératoire particulière contre-indique l'extirpation de l'utérus. Tous les autres cas nous semblent justiciables de l'hystérectomie abdominale.

3° Chez une femme près de la ménopause, ou l'ayant atteinte, il faut s'abstenir, toutes les fois que la main n'est pas forcée par le volume *gênant* de la tumeur, par les compressions qu'elle exerce, par son accroissement ou ses hémorrhagies.

4° Pour tout ce qui se rapporte à la concomitance des fibromes et de la grossesse, nous renvoyons à la partie obstétricale de cet ouvrage.

Ces règles très générales étant posées, voyons.dans leurs principaux détails, les différentes méthodes énumérées plus haut.

Électrolyse. — Nous avons affaire ici à une méthode déjà ancienne. Cutter, en 1871, et Ciniselli, en 1876, l'employaient déjà. À notre époque encore, elle a de convaincus défenseurs. Leur enthousiasme prend sa source dans des raisons fort complexes, dont la plus forte peut-être est l'innocuité parfaite du procédé. Bien qu'il soit inexact de dire que sous l'influence de l'électricité les tumeurs fibreuses rétrocédent habituellement, on doit reconnaître cependant que certaines complications, et notamment les hémorrhagies, sont utilement traitées par ce procédé. On peut admettre que l'électrode utérine produit un véritable curettage électrique, ce qui explique, dans une certaine mesure, l'atténuation de la métrite et des hémorrhagies. L'erreur est que les partisans de l'électrolyse, exagérant l'importance de ces bénéfices de détail, dressent leur méthode en face des méthodes chirurgicales, et prétendent au traitement de toutes les formes de fibrome. La vérité est bien différente. En réalité l'électrolyse produit, à beaucoup de frais et avec une extrême lenteur, un résultat que quelques coups de curette permettent d'atteindre plus sûrement. Nous n'admettons guère de cas où cette méthode soit justifiée.

Curettage. — La technique du curettage est décrite ailleurs dans ses détails. Au cas de fibrome, l'opération est souvent moins simple que dans les cas de métrite. La cavité utérine est, en effet, agrandie, incurvée, étalée même par la présence de *la* ou *des* tumeurs. Il est donc difficile de la cathétériser, puis de la dilater dans toute sa longueur ; précaution qui est cependant indispensable pour faire un curettage utile. Les hystéromètres les plus souples ou les plus malléables ne réussissent pas toujours à épouser les courbures du canal utérin. Aussi, à la moindre difficulté, doit-on, sans insister, renoncer à leur emploi. Les bougies uréthrales, à bout conique, réussissent toujours, là où les cathéters métalliques ont échoué. On peut tirer de leur enroulement, persistant après la sortie, des notions utiles sur la direction et la courbure de la cavité utérine. Ces notions servent à donner à des laminaires très fines une incurvation convenable. Dès que la première laminaire a été mise en place, tout le reste se passe très simplement.

Castration double. — L'idée que la cessation des règles produit une sédation remarquable dans les accidents causés par les corps fibreux, a conduit de bonne heure les chirurgiens à l'idée d'obtenir une ménopause artificielle par la castration.

Nous avons vu plus haut avec quelle irrégularité la ménopause agissait sur les fibromes. La castration, faite forcément sur des femmes jeunes, en pleine activité sexuelle, donne des résultats moins sûrs encore.

C'est Trenholme qui, le premier, en 1876, publia le premier cas de castration pour myome utérin. Après lui, Hegar, Wiedow, Lawson Tait, Duplay, Segond, Terrillon, firent entrer cette opération dans la pratique. Il y eut toute une période d'engouement. Bientôt on reconnut que les résultats ordinaires ne répondaient pas aux espérances. Les tumeurs ne rétrocédaient point, les hémorrhagies continuaient parfois, les complications par compression ou infections des fibromes n'en semblaient pas entravées.

Longtemps cependant la castration eut des défenseurs acharnés. La facilité de l'opération, sa bénignité, même dans des conditions d'asepsie relative, des améliorations clairsemées, mais indéniables dans certains cas, étaient les principaux mobiles d'un tel enthousiasme. Il y a quelques années encore, l'extirpation des fibromes semblait difficile par le vagin, dangereuse par l'abdomen. Tout concourait à conseiller la prudence et à faire prôner une opération sinon toujours utile, du moins presque jamais funeste.

Aujourd'hui que des procédés nouveaux d'hystérectomie abdominale totale ou subtotale ont porté presque à la perfection cette méthode opératoire, les choses ont bien changé. Les quelques rares défenseurs de la castration apparaissent comme des rétrogrades, inaptes à pratiquer la chirurgie moderne, et plus enclins à préférer à une opération utile une opération facile.

L'idéal du chirurgien doit toujours être de faire une opération radicale, et non d'ouvrir le ventre d'une malade avec un improbable espoir de guérison.

Ligatures vasculaires atrophiantes. — Les échecs de la castration firent comprendre assez rapidement aux chirurgiens que ce qui agissait dans la ménopause, ce n'était pas la disparition des fonctions génitales, mais la diminution de l'apport sanguin. De là à préconiser la ligature des pédicules vasculaires de l'utérus il n'y avait qu'un pas.

Remarquons, dès maintenant, qu'en agissant ainsi on faisait toujours la même erreur logique, c'est-à-dire que l'on considérait comme démontré que dans la moyenne des cas la ménopause amène la rétrocession des fibromes. Or, nous avons vu que c'est là un point des plus douteux.

Ce n'est pas seulement pour lutter contre le fibrome que l'on proposa la méthode des ligatures atrophiantes ; elle fut aussi dirigée contre le cancer. On espérait que, privé de sang, le néoplasme non seulement cesserait de croître, mais encore prendrait la marche essentiellement chronique d'un squirrhe atrophique. Il n'en fut rien. Les résultats douteux, inconstants quant au fibrome, furent désastreux pour le cancer ; et l'on range maintenant, surtout pour ce qui a trait aux néoplasmes, la méthode des ligatures atrophiantes dans l'arsenal de la chirurgie historique.

L'isolement et la prise des utérines, même par le procédé décrit par Fredet et Hartmann, n'est pas une opération des plus aisées. De plus, comme il n'est guère possible de lier commodément les utérines, en laissant l'utérus en place, autrement que par la voie vaginale, on laisse perméables (à moins de faire une laparotomie) les pédicules vasculaires utéro-ovariens. Or, l'expérience prouve que cette voie d'apport sanguin suffit pour entretenir la croissance d'un fibrome.

Nous déconseillons donc formellement l'emploi d'une méthode aussi infidèle, et c'est pourquoi nous nous abstiendrons d'entrer dans des détails de technique.

Myomectomie. — Nous avons dit que nous étions partisans résolus de l'hystérectomie dans les fibromes. Quelle que soit cependant notre conviction à cet égard, il est impossible de ne pas mettre en parallèle avec l'hystérectomie certaines opérations conservatrices qui ont pour but d'enlever le fibrome et de laisser l'utérus.

La méthode n'est pas absolument nouvelle. Dès 1874, Spiegelberg l'employa. Zweifel affirme même que Spencer Wells en avait été l'initiateur en 1863. Ce fut toutefois Martin qui eut l'honneur d'en faire une opération réglée à indications assez précises. Depuis lors Berakowsky, Bocilly, Témoin perfectionnèrent la technique. Enfin Ricard s'est constitué le défenseur acharné de cette opération toutes les fois qu'elle est logique et praticable.

Il n'y a pas de doute qu'au moins en théorie, chez une femme jeune, en pleine vie génitale, portant un fibrome unique et de moyen volume, avec des annexes saines, la myomectomie avec conservation de l'utérus est indiquée.

Pour notre part, nous serions absolument convertis à cette opération, si, pendant les manœuvres, la muqueuse utérine ne se trouvait pas très souvent ouverte. Martin, le premier, eut affaire à cette complication opératoire; il put, en draînant la cavité utérine par le vagin, refermer la plaie utérine et guérir la malade. Ricard, modifiant la technique, et résolu dans tous les cas à avoir un draînage utéro-vaginal, non seulement ne craint pas d'ouvrir la cavité utérine, mais encore l'ouvre de parti pris si elle a été respectée au cours de l'énucléation.

C'est là une opération nouvelle, très séduisante, car elle paraît simple et a été déjà, dans plusieurs cas, suivie de grossesse. Nous ne la conseillerons pas cependant sans d'extrêmes réserves.

Toute cavité d'un utérus atteint de fibrome est plus ou moins métritique. Fendez une pièce d'hystérectomie, vous serez étonné souvent de l'état d'infection de l'endomètre. Vous verrez d'ailleurs tous les chirurgiens jeter, dans une hystérectomie subtotale, le bistouri qui a fait la traversée utérine, cautériser au thermo-cautère la cavité du moignon cervical, se comporter en un mot comme des gens qui savent que la muqueuse utérine infectée représente un danger permanent. Or c'est cette muqueuse que l'on veut ouvrir systématiquement au cours d'une opération abdominale. Nous savons bien qu'avec une bonne protection faite par des compresses, avec une boîte d'instruments spéciaux pour l'ouverture, le curettage et le drainage de la cavité utérine, on peut réduire les chances d'infection à un minimum. Malgré tout, une faute est bien vite commise, et quelque précaution que l'on prenne, un instrument qui a touché la muqueuse infectée peut parfaitement, par distraction, servir à nouveau pour un temps abdominal. Les faits, d'ailleurs, dans une certaine mesure, nous donnent raison. Dans des services absolument aseptiques où jamais une opérée de fibrome n'a d'ascension thermique, on voit, d'une façon constante, les myomectomisées osciller pendant 2 ou 3 jours autour de 38°.

Hâtons-nous de dire que nos objections ne sont pas destinées à condamner irrémédiablement l'opération dans l'esprit du lecteur. Baldy, au Congrès d'Amsterdam, avait peut-être raison de dire que dans le traitement des fibromes, l'avenir appartient aux opérations conservatrices, c'est-à-dire aux opérations respectueuses de l'utérus. Nous ajouterons seulement que la myomectomie ne nous semble pas avoir atteint la perfection définitive. Le temps du curettage par la voie abdominale nous paraît particulièrement dangereux. Peut-être vaudrait-il mieux faire, dans les jours qui précèdent l'opération, un nettoyage complet de la cavité utérine par la voie vaginale?

Voyons maintenant les détails de la technique. Ils sont presque uniquement empruntés à Ricard :

α) *Voie vaginale*. — Il est possible dans un certain nombre de cas, de choisir entre la voie haute et la voie basse. Un fibrome de petit volume, sur un utérus abaissable, peut être extrait par la voie vaginale.

La femme étant placée dans le décubitus dorsal, le col utérin abaissé, on pratique l'incision du cul-de-sac du vagin voisin du fibrome.

Une incision médiane ouvre l'utérus et remonte suffisamment haut pour atteindre le fibrome, qui est saisi, morcelé ou non, et finalement énucléé. Un curettage soigné de la cavité utérine a précédé l'extirpation, une mèche est mise dans la cavité laissée libre par la myomectomie et ressort par l'orifice cervical de l'utérus, dont l'incision est surjetée au catgut. Il est bon de laisser ouvert et de drainer le cul-de-sac vaginal incisé, car une suture peut amener la rétention d'un peu de suintement hémorrhagique.

La voie vaginale ne peut s'adresser qu'à des fibromes petits, et l'extirpation faite, l'opérateur doit s'assurer qu'il n'existe pas de perforation utérine communiquant avec le péritoine. C'est là un des dangers de cette voie vaginale. Un autre inconvénient, et non des moindres, est l'impossibilité presque absolue où l'on est, de savoir si réellement le fibrome est unique.

Ces considérations doivent, dans presque tous les cas, faire adopter la voie haute.

β) *Voie abdominale.* — Après laparotomie, sur le plan incliné, on pratique un examen très soigneux de l'utérus. Si le fibrome est *unique* on se décide à la myomectomie.

L'utérus est sorti du petit bassin et *bien isolé* par des compresses. On incise en général sur la ligne médiane antérieure. Si le fibrome fait latéralement une saillie trop nette, l'incision est faite en un point qui est alors à choisir. On donne à l'incision une étendue proportionnelle aux dimensions du fibrome que l'on met à nu, ouvrant ou n'ouvrant pas d'emblée la cavité utérine, allant droit devant soi jusqu'au fibrome. Si la cavité utérine est ouverte, avant d'attaquer le fibrome, les lèvres de la plaie étant maintenues bien béantes, on essuie la cavité utérine à l'aide de compresses aseptiques et l'on en pratique un curettage soigné. Si l'énucléation du fibrome peut être faite avant d'ouvrir la cavité utérine, on ne pratique son nettoyage qu'après. Mais, dans tous les cas, il faut que la cavité utérine soit ouverte, nettoyée, pour permettre le drainage utéro-vaginal de la loge fibromateuse.

Le curettage fini, on pratique, du corps vers le col, la dilatation large et extemporanée de l'orifice interne du col, et l'on place un drain rigide, largement perforé, de la loge du fibrome, à travers l'utérus, jusqu'au vagin, dont un pansement maintiendra l'asepsie.

Cela fait, on surjette au catgut, en général en un seul plan. On complète, s'il est nécessaire, par quelques points séparés, l'affrontement séreux. Cette suture, sur les parois flasques d'un utérus aminci, est des plus faciles. Il est curieux de constater, dès la fin de l'opération, combien l'utérus est déjà revenu sur lui-même et a déjà perdu une grande partie de son volume.

Il est inutile, comme on l'a fait quelquefois, de mettre par l'abdomen un drain dans le cul-de-sac vésico-utérin.

Hystérectomie vaginale. — L'hystérectomie vaginale dont le succès à l'étranger a été fort limité, a eu son apogée en France, et nous sommes à peine au décours d'une période d'enthousiasme, dont un des effets les plus importants a été de retarder longtemps en France l'introduction et les progrès de l'hystérectomie abdominale.

Aujourd'hui la question est jugée, et les partisans impénitents de la voie vaginale voient leur nombre décroître chaque jour. Tout jeune chirurgien préfère la route où l'on voit clair, à la faveur de laquelle on peut redresser sans traumatisme grave une erreur de diagnostic, qui permet une hémostase précise, bien différente des procédés grossiers qui consistent à laisser à demeure des pinces gênantes et douloureuses, enfin grâce à laquelle on peut faire une résection exacte du plancher pelvien et obtenir une réunion immédiate, au lieu de subir, du fait de l'écrasement par les pinces, du sphacèle, des sécrétions fétides, tous les inconvénients d'une réunion secondaire.

L'avenir verra de moins en moins des chirurgiens s'ingénier à faire passer par la filière vaginale de volumineux fibromes remontant à l'ombilic.

La voie vaginale ne semble supérieure à sa rivale que parce quelle supprime l'ouverture et la fermeture de la paroi abdominale, qu'elle ne laisse après elle aucune cicatrice visible. Petits avantages qui doivent faire cependant pencher la balance en faveur de la voie vaginale lorsque celle-ci à des indications très nettes que Ricard résume dans la courte phrase suivante :

« L'hystérectomie abdominale totale ou subtotale peut s'appliquer à *tous* les cas de fibromes où l'exérèse de l'utérus est indiquée ; mais lorsque l'utérus fibromateux est petit, mobile, abaissable, que le col utérin n'est pas d'une longueur démesurée, que le fibrome paraît multiple, que le vagin est ample, que la vulve est dilatable, l'hystérectomie vaginale est extrêmement bénigne, facile, rapide. C'est presque un « escamotage »; c'est en un mot une excellente opération, lorsqu'elle est réduite aux indications formulées ci-dessus ».

Les procédés d'hystérectomie vaginale pour fibrome sont extrêmement nombreux. C'est surtout pour ce qui a trait au morcellement que l'ingéniosité des auteurs s'est donnée libre carrière. C'est un point de vue auquel nous ne nous placerons pas ici, car nous venons d'expliquer pour quelles raisons il n'y a jamais lieu d'extirper de volumineuses tumeurs par la voie vaginale. La seule hémisection antérieure de Doyen doit suffire dans les cas que nous considérons comme cas limites.

Nous allons exposer rapidement les principaux temps de l'hystérectomie vaginale pour fibrome, temps exposés ailleurs à propos du traitement du cancer du col.

1er Temps. — Position gynécologique, nettoyage ordinaire, cathétérisme évacuateur de la vessie, mise en place des champs opératoires.

2e Temps. — Mettez une large valve postérieure et une valve étroite antérieure ; cette dernière valve doit être longue pour pouvoir s'enfoncer plus tard et bien relever la vessie en la protégeant. Les lèvres du col seront saisies dans deux fortes pinces de Museux. Des tractions lentes, sans secousse, mais qui peuvent être énergiques, abaissent le col de l'utérus à la vulve.

3e Temps. — L'incision vaginale sera faite au bistouri ou aux ciseaux en contournant rapidement le col. Pensez à la vessie en incisant en avant. Enfin, à petits coups, commencez à dégager le col, ce qui augmente son abaissesement.

4e Temps. — Décollez la vessie, puis la relevant saisissez avec une pince le cul-de-sac antérieur, ouvrez-le, agrandissez avec les doigts en crochet.

5e Temps. — Ouvrez le cul-de-sac péritonéal postérieur. Cela est facile en suivant à petits coups la face postérieure. Il est aisé à ce niveau de ne point blesser le rectum.

6e Temps. — En général la masse utérine est assez volumineuse, bien que relativement petite, pour qu'il y ait intérêt à obtenir un maximum d'abaissement, maximum qui facilitera singulièrement les manœuvres ultérieures. On obtient cet abaissement en pinçant le pied du ligament large de chaque côté de l'isthme utérin. La largeur des mors d'une pince de Segond suffit à ce niveau pour prendre l'utérine. En coupant de chaque côté entre les pinces et l'isthme on obtient un abaissement considérable. Cet abaissement sera d'autant plus net que vous aurez saisi avec vos pinces, en même temps que le pédicule utérin, le bord, souvent aisé à sentir en arrière, des replis utéro-sacrés. A ce moment la descente de l'utérus n'est plus gênée que par le volume de la tumeur et par la très faible résistance (quand elle existe) des pédicules utéro-ovariens.

7° *Temps.* — Pour vaincre l'obstacle que crée le volume, l'hémisection antérieure de Doyen donne des résultats surprenants. Pour la faire, incisez la lèvre antérieure de votre col entre deux pinces de Museux ; puis prolongez votre incision vers le fond de l'utérus en faisant cheminer vos pinces au fur et à mesure.

En agissant ainsi, la partie antérieure de la masse utérine ne se présente plus d'un bloc a la filière vaginale.

Vous lui avez substitué deux lèvres qui glissent l'une sur l'autre et qui descendent l'une après l'autre, occupant un bien plus faible volume. Le résultat est que, presque sans vous en apercevoir, l'utérus se retourne ; et, tout d'un coup, vous avez son fond dans la main.

8e *Temps.* — Il nous reste à pincer et à couper, en les attaquant par leur bord supérieur, le reste des ligaments larges.

Si, par impossible, et malgré un examen préopératoire attentif, l'hémisection antérieure ne réussit pas à faire sortir la masse, recourez au morcellement. Fragment par fragment, réduisez la paroi antérieure.

Sauf les cas exceptionnels où les ligatures sont possibles, on laissera des pinces à demeure.

Hystérectomie abdominale. — L'hystérectomie abdominale comprend l'ablation de l'utérus tout entier et elle se fait alors avec ouverture du vagin, et est dite : *totale*. Elle peut au contraire consister dans la section de l'utérus immédiatement au-dessus des insertions vaginales ; on laisse alors un moignon de col. L'opération est dite *supra-vaginale ou sub-totale.*

α) **Hystérectomie abdominale totale.** — Nous n'avons pas l'intention de décrire ici les fort nombreux procédés qui ont été mis en œuvre dans ces dernières années pour pratiquer l'exérèse totale de l'utérus. Certains de ces procédés s'accompagnaient de manœuvres vaginales (Bardenhauer, Boldt, Routier, Rouffart, Jacobs (1ᵉ manière), Moulonguet, Péan, Lamphear, Doyen (2ᵉ manière), Richelot (1ᵉ manière)) et ne peuvent, par conséquent, être considérés comme vraiment abdominaux.

D'autres sont des procédés abdominaux purs, et les plus connus sont ceux de Chrobak, Lennander, Martin, Polk, Baldy, Le Bec, Bowremann-Jesset, Edebols, Guermomprez, Schwartz, Ricard, Poirier, Jonnesco, Jacobs (2ᵉ manière), Delbet, Richelot, Delagenière, Terrier, Doyen (2ᵉ manière), Montprofit, Segond, Hartmann, etc...

En étudiant de près ces divers procédés on s'aperçoit vite qu'ils diffèrent par bien peu de chose. Les caractéristiques de chacun d'entre eux sont : le sens suivant lequel on fait basculer la tumeur pour libérer son pôle inférieur, le choix du cul-de-sac par lequel on fait débuter la désunion vaginale, le moment où l'on fait l'hémostase, enfin le mode de reconstitution du plancher pelvien.

Etant donnés les problèmes très divers posés par l'exérèse des fibromes, il est à peu près impossible d'affirmer qu'un des procédés énumérés plus haut est capable de les résoudre tous. Telle technique qui débute par l'ouverture du vagin dans le cul-de-sac postérieur se trouvera annihilée si ce cul-de-sac est effacé ou comblé. Tel fibrome impossible à extirper par bascule latérale est au contraire très aisé à enlever en le basculant d'avant en arrière ou d'arrière en avant. C'est pourquoi nous pensons qu'un chirurgien doit avoir plusieurs procédés dans la main, et ces procédés indispensables, qui permettent de tout faire, nous les réduisons à trois : celui de Doyen, celui de Ricard, celui de Segond.

1. Procédé de Doyen

Les caractéristiques de ce procédé sont le début par l'ouverture du cul-de-sac postérieur avec saisie immédiate du col, et l'absence d'hémostase préalable.

1er *Temps.* — L'opérateur se met à gauche de la malade, la laparotomie est faite dans la position de Trendelenburg.

2e *Temps.* — La tumeur saisie soit avec de fortes pinces, soit avec le désenclaveur de Delagenière, est attirée en dehors du ventre et couchée sur le pubis. Par cette manœuvre, la face postérieure de l'utérus et la cavité de Douglas sont rendues accessibles. S'il y a des adhérences on les détache. Si des fibromes sous-péritonéaux ou intra-ligamentaires empêchent d'arriver au cul-de-sac postérieur, on énuclée ces fibromes après avoir incisé le péritoine au-dessus d'eux.

3e Temps. — Un aide met une pince courbe dans le vagin et avec la pointe des mors soulève le cul-de-sac postérieur. L'opérateur reconnaît par l'abdomen l'extrémité de la pince et pratique une boutonnière à ce niveau. Cette boutonnière est agrandie, on aperçoit le col utérin.

4e Temps. — On saisit le col avec une forte pince érigne et on l'attire vers le haut. Il est nécessaire à ce moment d'exercer une traction énergique. En quelques coups de ciseaux donnés au ras du col on le libère latéralement, puis, en achevant de le dérouler, on étale aux yeux la paroi vaginale antérieure. Celle-ci est sectionnée le long du col de manière à être sûr de ne pas blesser la vessie, qui se détache en un instant du col par simple traction. Le décollement se fait de bas en haut, et non de haut en bas comme dans la plupart des autres procédés d'hystérectomie. Il est utile de le faciliter en agissant avec le doigt.

Le péritoine antérieur est enfin troué et coupé à quelques centimètres au-dessus de la vessie. A ce moment les deux culs-de-sac vaginaux sont ouverts, et l'utérus ne tient plus que par les ligaments larges.

5e Temps. — Les deux ligaments larges sont alors sectionnés, le droit d'abord, le gauche ensuite. C'est à peine s'il est nécessaire, au moment de la section, tout près de l'utérus, de les saisir entre les doigts. Doyen, après l'ablation de la tumeur, laisse toujours libre un instant le champ opératoire, afin de bien montrer aux assistants « que c'est à peine s'il en jaillit 3 ou 4 jets de sang insignifiants.

6e Temps. — Les artères sont pincées à ciel ouvert, « comme dans une simple amputation du sein ». Quatre ligatures suffisent pour les quatre pédicules utérins, une ou deux pour quelques points qui peuvent saigner, soit au niveau des ligaments ronds, soit au niveau de la tranche vaginale.

7e Temps. — Les lèvres du vagin sont suturées par un surjet qui suffit souvent à en faire l'hémostase. Au-dessus, Doyen reconstitue le plancher pelvien.

Un certain nombre de chirurgiens ont introduit des modifications dans la technique de Doyen. Pozzi fait l'hémostase préventive des ligaments larges avant d'enlever la tumeur. Nélaton, Pozzi, Reclus ne ferment pas le vagin, et y font un large drainage. Ces modifications ont peu d'importance. Évidemment nous conseillons de pratiquer par les moyens ordinaires l'hémostase des ligaments larges avant l'ablation ; mais, cette réserve faite, nous pensons qu'il y a intérêt à suivre pas à pas la technique de Doyen.

2. Procédé de Ricard

Les caractéristiques du procédé sont l'hémostase préalable des deux ligaments larges et l'ouverture du vagin par le cul-de-sac le plus accessible.

1er Temps. — Laparotomie dans la position de Trendelenburg, le chirurgien étant à droite de la malade.

2e Temps. — La tumeur saisie avec un désenclaveur est tirée en dehors du ventre. Quand des adhérences, des salpingites suppurées, des lésions annexielles diverses, des fibromes, des ligaments larges, etc... mettent obstacle à la mobilisation de la tumeur, il faut commencer par lever l'obstacle. On enlève les poches salpingiennes, on énuclée les fibromes enclavés et on détruit les adhérences.

3e Temps. — On pince l'utéro-ovarienne droite et on la sectionne. L'utérus est alors fortement couché à gauche par l'aide ; on effondre le ligament large droit jusqu'au dôme vaginal et on arrive ainsi à *voir* l'artère utérine correspondante, que l'on pince et que l'on coupe.

La même manœuvre est répétée du côté opposé.

4ᵉ *Temps*. — On taille le lambeau péritonéal antérieur, grâce à une incision transversale pratiquée sur la face antérieure de l'utérus. Cette incision aboutit des deux côtés aux deux incisions péritonéales latérales.

Avec le doigt, recouvert ou non d'une compresse, on mobilise ce lambeau en refoulant la vessie vers le pubis.

5ᵉ *Temps*. — L'ouverture du vagin est faite par le cul-de-sac le plus accessible. De préférence ce sera le postérieur ; quand celui-ci n'est pas abordable on ouvrira l'antérieur. On peut se faire indiquer le cul-de-sac par une pince vaginale introduite par un aide. Cette manœuvre, souvent nécessaire, n'est pas toujours indispensable.

6ᵉ *Temps*. — Par la boutonnière que l'on vient de faire ainsi, on saisit le col avec une pince érigne et on l'attire vers le haut. Il reste à désinsérer le vagin en faisant le tour du col avec les ciseaux. Au fur et à mesure que la désinsertion se poursuit, on applique des pinces sur les vaisseaux qui saignent au niveau de la tranche vaginale.

7ᵉ *Temps*. — L'hémostase définitive est faite par des ligatures soit à la soie, soit au catgut. Actuellement Ricard ferme avec soin le vagin par un surjet au catgut, et suture le péritoine au-dessus par un autre surjet. Il est adversaire résolu de tout drainage, sauf le cas de salpingite suppurée concomitante, ou de surfaces cruentées impossibles à recouvrir avec du péritoine.

3. Procédé de Segond

Ce procédé est appelé trop souvent en France ; *procédé*

américain ou procédé de Kelly. Ces dénominations consacrent une erreur. Kelly s'est constitué de bonne heure le défenseur d'un procédé d'hystérectomie, mais c'était un procédé sus-vaginal. M. Segond l'a appliqué à l'hystérectomie totale, en en respectant cependant les grandes lignes.

La caractéristique du procédé est une extirpation faite transversalement en commençant par le ligament large gauche pour finir par le droit.

1er *Temps*. — Le chirurgien pratique la laparotomie en se plaçant à droite de la malade.

2e *Temps*. — On reconnaît le bord supérieur du ligament large gauche. En dehors des annexes, sur l'aileron supérieur, on lie l'artère utéro-ovarienne, qui est saisie du côté utérin par une pince. On coupe entre pince et ligature. L'artère du ligament rond est traitée de la même façon. Cela fait, on coupe le ligament large de haut en bas jusqu'à l'utérine, que l'on reconnaît à la vue et à sa résistance spéciale. On place une ligature sur elle, une pince du côté utérin, et on coupe entre les deux.

3e *Temps*. — Le décollement est poursuivi au-dessous de l'utérine, au ras de l'utérus, jusqu'à ce qu'on arrive sur l'insertion vaginale ; à ce moment, on sent très bien, au doigt, le col utérin ; avec des ciseaux, on pénètre directement dans le vagin, sans introduire de pince pour soulever les culs-de-sac.

4e *Temps*. — Par l'ouverture latérale du vagin on saisit le col utérin avec l'aide d'une pince érigne, et on l'attire, en haut et à droite, en le renversant. Le vagin est alors désinséré au ras du col. La vessie est décollée de bas en haut, en prenant la précaution de tailler un lambeau péritonéal suffisant sur la face antérieure de l'utérus.

5e *Temps*. — Le col utérin ainsi libéré est alors fortement attiré en haut et à droite. Par cette traction, on met

à nu l'artère utérine du côté droit. Cette mise à nu est
d'une surprenante facilité ; l'artère utérine se voit décollée
dans une grande étendue et couchée au fond du décollement produit. On la lie et on la coupe. Le ligament large
droit est alors traité de bas en haut comme on a traité le
gauche de haut en bas.

Le péritoine est fermé par un surjet, mais le vagin est
laissé ouvert, et on fait un drainage à ce niveau.

**β) Hystérectomie abdominale supra-vaginale ou
sub-totale.** — Le désir de ne pas ouvrir la cavité vaginale
dont l'asepsie est toujours douteuse, la possibilité de n'avoir
pas à faire l'hémostase de la tranche vaginale, la tendance
à remplacer la désinsertion du vagin par un temps plus
facile, et surtout l'inclination naturelle qu'ont les chirurgiens modernes à choisir une opération rapide, ont conduit à introduire de plus en plus dans la technique l'hystérectomie supra-vaginale.

En la pratiquant on laisse, cela est bien évident, un
moignon de col ; mais il n'y a aucune comparaison à
établir entre le moignon volumineux et massif, souvent
coupé en plein corps, enserré d'un lien circulaire, que
laissait l'hystérectomie avec pédicule interne, et une tranche cervicale des plus minimes, où la muqueuse est détruite par cautérisation, et dont la surface avivée est effacée
par la taille en deux lèvres et la suture en surjet.

Aucune observation n'a relevé d'ailleurs de suites opératoires fâcheuses du fait de ce reliquat utérin.

En somme : rapidité, facilité, asepsie plus grande, tels
sont les avantages de l'hystérectomie sub-totale. Pour
nous, le point de vue qui, de beaucoup, l'emporte sur les
autres, est celui de la faible septicité du canal cervical
comparée à celle du vagin.

Noble, Demantké, du Bouchet, Hoffmeier, Hallé ont insisté sur ce point et en ont montré l'absolue vérité.

L'histoire de l'hystérectomie abdominale sub-totale est de date absolument récente. En 1886, Bassini en fit le premier l'exécution méthodique, et dès 1888 Hoffmeier l'employait systématiquement. Plus tard : Lauwers, en Belgique, Noble, en Amérique, et surtout Howard Kelly l'adoptèrent. Howard Kelly en a été, pour nous français, le véritable initiateur. Son procédé, décrit en 1895, fut importé à Paris par Segond, mais en route il se transforma : le procédé américain, de sub-total devint total.

Terrier en 1896, fit connaître ses premières opérations d'hystérectomie totale avec conservation du col. En 1897 et 1898, il revint encore sur cette question, et ses exemples furent si probants, que peu à peu les chirurgiens français s'engagèrent dans cette voie.

La technique de l'hystérectomie sub-totale est très voisine de celle de la totale. Elle comprend les temps suivants :

1er *Temps.* — Après laparotomie dans la position de Trendelenburg, on libère la tumeur de ses adhérences anormales, et on fait l'hémostase des deux utéro-ovariennes et des deux artères des ligaments ronds.

2e *Temps.* — Après avoir taillé ses lambeaux péritonéaux, surtout l'antérieur, et refoulé la vessie, on effondre le ligament large, du côté le plus accessible, on découvre l'utérine, on la pince, et on la coupe.

3e *Temps.* — En quelques coups de bistouri le col est coupé transversalement, après garniture très soigneuse de tout le petit bassin avec des compresses. La bascule utérine étant progressivement accentuée, lorsque le bistouri arrive sur le côté opposé de l'utérus, on voit cet organe se dérouler et se décoller du péritoine au fur et à mesure qu'apparaissent les flexuosités de l'artère utérine. Une pince y est facilement placée, et ce qui reste de l'autre ligament large est sectionné de bas en haut.

4ᵉ Temps. — La muqueuse du moignon cervical est détruite avec le thermo-cautère. Ceci fait, une ou deux pinces à griffes élevant et fixant le moignon utérin, l'opérateur fait une double section en coin, en plein tissu du col, de façon à transformer le petit moignon cylindrique en deux lèvres amincies et mobiles. Un surjet au catgut rapproche les surfaces cruentées et en fait l'hémostase. Par-dessus, les lambeaux péritonéaux sont adossés par un second surjet qui enfouit les ligatures artérielles et le moignon cervical.

Cancer du corps de l'utérus

La fréquence du cancer du corps, comparée à celle du ancer du col, est infiniment moins grande. Le diagnostic en est d'ailleurs beaucoup plus difficile. Les pertes sanglantes, l'augmentation de volume du corps utérin, l'amaigrissement progressif, feront la base de ce diagnostic toujours très délicat.

Dans les cas, très fréquents, où un doute subsiste, on devra faire soit un prudent curettage explorateur qui, en ramenant des débris de tumeur, permettra de pratiquer un examen histologique, soit même une hystérotomie médiane antérieure, à la faveur de laquelle le toucher et la vue directe de la tumeur utérine seront possibles.

Dès que le diagnostic est posé d'une façon ferme, il n'y a, bien entendu, aucune hésitation sur le traitement. L'hystérectomie totale est la seule méthode rationnelle.

Par quelle voie faut-il la pratiquer ?

Quelques chirurgiens s'obstinent encore, tant en France qu'en Angleterre et en Italie, à aller par la voie basse. Il y a là un aveuglement contre lequel on ne saurait trop réagir.

Si, en effet, il est, jusqu'à un certain point, permis d'opérer un cancer *du col* par la voie vaginale, puisque dans la plupart des cas on peut avoir une bonne prise utérine en dehors de la tumeur, il faut convenir que les choses sont absolument différentes dans un cancer du corps. Les premières prises des pinces de Museux sur le col sain seront solides ; mais dès que, grâce à des prises successives, on s'avancera vers le fond du viscère, on se trouvera condamné à planter les mors des pinces en plein tissu cancéreux. La tumeur se déchirera, se fragmentera sous l'effort ; et l'on aura le double inconvénient d'une ablation pénible puisqu'elle se fera par lambeaux, et d'une ablation dangereuse, puisque le tissu cancéreux sera, pour ainsi dire, pulvérisé en plein petit bassin.

Ayez donc le courage de choisir une méthode logique. Allez par la voie haute. Là vous verrez clair et vous pourrez, sans fragmentation de la tumeur, enlever la totalité des lésions.

Surtout ne cédez pas à la tentation de mettre, pour vous aider, une pince de Museux sur le fond de l'utérus. Sachez que l'hystérectomie abdominale totale peut se faire, soit par le procédé de Doyen, soit par le procédé de Ricard, sans qu'il soit nécessaire de s'exposer à broyer du cancer dans la cavité abdominale.

Une dernière considération, et non des moins importantes, plaide en faveur de la voie abdominale. Dans le cas de cancer du corps, *de très bonne heure*, les ganglions situés à la bifurcation de l'iliaque primitive, les ganglions lombaires, les ganglions iliaques et inguinaux peuvent être pris. Que ferez-vous contre cette adénite et cette lymphangite cancéreuse par la voie vaginale ?

En résumé, l'hystérectomie vaginale, appliquée au cancer du corps est une opération illogique, pénible, dangereuse puisqu'elle produit des greffes cancéreuses, enfin incomplète puisqu'elle ne permet pas d'explorer les principales voies de propagation du cancer.

Cancer du col

Le point délicat pour le chirurgien, dans le cancer du col, n'est pas tant de faire le diagnostic que celui de l'intervention. Reconnaître un néoplasme cervical est en effet généralement facile, et les cas où la confusion peut être faite avec la métrite chronique sont en somme l'exception. Dans les cas cependant ou vous devrez trancher cette question, sachez qu'il est à peu près inutile de tenter le diagnostic histologique sur les petits fragments dont vous pourrez disposer. Les anatomo-pathologistes les plus éminents s'y sont trompés, et il est bien évident que c'est à des erreurs de ce genre que certaines amputations du col pratiquées par Verneuil doivent de pouvoir relever la moyenne de survies donnée par les hystérectomies partielles.

Vous pourrez vous faire une opinion par un moyen à la fois plus simple et plus sûr ; la dilatation par les laminaires. Quand on met une tige de laminaire dans un col sain ou métritique, la dilatation n'est pas due seulement à la poussée qu'exerce le gonflement de la tige ; elle est due pour une grande part au ramollissement spécial que produit la présence du corps étranger. Le col devient très mou, œdémateux, facilement extensible, et à tous les points de vue très différent de ce qu'il était à l'état de repos.

La même expérimentation faite sur un col néoplasique donne des résultats absolument contraires.

Le col ne se ramollit pas, la tige de laminaire produit en se gonflant des déchirures superficielles qui saignent parfois abondamment, enfin la présence de la laminaire produit des douleurs intenses, souvent intolérables.

En agissant ainsi vous pouvez en 24 heures établir votre diagnostic sur des bases solides.

Mais là n'est pas, nous l'avons déjà dit, la véritable difficulté. La partie délicate n'est pas de décider l'extirpation des cas de début et des cas moyens, mais de savoir jusqu'à quel point de développement des lésions l'ablation totale peut être tentée. Nous insistons sur ce point car nous avons tous commis l'erreur (on pourrait presque dire la faute) suivante :

Une femme nous arrive amaigrie par l'évolution de sa tumeur, pâlie par des pertes de sang, affaiblie à un point qui nous donne une première impression défavorable ; nous la touchons, nous trouvons un champignon cancéreux dans le vagin, et nous retirons notre doigt sanglant et exhalant l'odeur caractéristique. En deux secondes notre conduite est arrêtée ; c'est un cancer, il est inopérable, et nous prodiguons les bonnes paroles et les injections vaginales antiseptiques à la malade.

Eh bien ! non ! ce n'est pas ainsi qu'on *doit* examiner un cancer du col.

Depuis quelques années notre pratique nous a montré que des malades très affaiblies pouvaient être assez remontées en quelques jours pour supporter un sérieux traumatisme opératoire, et que de plus il fallait bien se méfier de ces champignons cancéreux saillants dans le vagin, car souvent ils sont singulièrement pédiculisés du côté de l'isthme utérin.

De pareilles constatations ont totalement modifié notre conduite.

Nous nous assurons d'abord contre le dégoût qu'engendrent les sécrétions abondantes et les mauvaises odeurs par d'abondants lavages au permanganate, au formol et à l'eau oxygénée. Alors seulement nous pratiquons le toucher. Une seule séance ne suffit pas dans les cas difficiles. Il faut réfléchir, et le lendemain se livrer à un nouvel examen.

Au cours de la cure radicale trois sortes d'organes doivent être ménagés : le rectum, la vessie, les uretères.

Pour ce qui est du rectum et de la vessie, l'investigation est en général assez facile. Après avoir senti le champignon, vous vous efforcerez d'en contourner les bords. En avant, pour que le décollement vésical puisse se faire, il faut que vous ayez une véritable rainure où l'ongle s'enfonce, et que vous sentiez le bord induré du néoplasme mobile sur les plans plus antérieurs.

En arrière vous n'avez pas besoin, pour le décollement du rectum, d'une vallée aussi nette. Si le bord induré vous semble peu adhérent à l'intestin, pratiquez le toucher rectal, et vous sentirez aisément s'il est possible de faire glisser les tuniques intestinales sur le néoplasme.

La grosse difficulté est du côté des uretères. La saillie vaginale du néoplasme, ses limites mêmes, ne vous indiquent rien de bien précis. Souvent un cancer peu développé dans la partie immédiatement accessible au doigt explorateur, s'épanouit pour ainsi dire en plein tissu cellulaire pelvien et envoie de vigoureuses expansions dans la base des ligaments larges.

L'exploration méthodique des culs-de-sac latéraux vous donnera alors des renseignements utiles.

Vous pouvez y rencontrer trois aspects différents :

1° La partie vaginale du néoplasme les a envahis largement, et le doigt bute contre un dôme immobile, dur, bourgeonnant, ulcéreux. Dans ce cas vous pouvez être sûr d'avoir, au-dessus de ce que vous sentez, des lésions considérables, les uretères seront ou envahis ou complètement indissécables, et il faut abandonner toute idée de cure radicale.

2° La partie vaginale du cancer laisse les culs-de-sac latéraux libres, mais bien que la muqueuse soit saine, on sent sous elle un dôme pelvien absolument cartonné et rigide et la masse indurée dont on apprécie mal les limites se continue manifestement avec le néoplasme cervical. Ce sont là des cas peu favorables à la cure radicale, car il y a bien des chances pour que les uretères soient pris. On peut cependant, *si l'utérus n'est pas fixé, mais paraît au contraire légèrement mobile*, tenter l'extirpation. Si l'on possède la pratique de la cystoscopie, la perméabilité des deux uretères sera une raison de plus pour agir. Enfin il restera toujours un dernier recours; l'exploration intra-abdominale au début de la laparotomie.

3° La muqueuse des culs-de-sac est saine, les tissus sous-jacents sont souples, le néoplasme ne semble pas s'élargir en bouchon de champagne en montant dans le dôme pelvien. Vous êtes en face du cas idéal : enlevez l'utérus.

De ce qui précède on peut conclure que dans tous les cas ressortissant au type 1° et dans la majorité de ceux ressortissant au type 2°, il n'y a pas lieu de tenter une opération radicale. Est-ce à dire que le chirurgien soit absolument désarmé, et qu'il soit obligé d'abandonner à elle-même une malheureuse malade que des hémorrhagies affaiblissent et inquiètent, et qu'une odeur repoussante rend un objet de dégoût pour les milieux les plus dévoués ? Non certes, car on peut, même dans le cas de cancers étendus, abraser le champignon cancéreux, l'aseptiser en grande partie, c'est-à-dire transformer en néoplasme fermé un cancer ulcéré et infecté. La malade en sera soulagée tant au point de vue de la fétidité que des hémorrhagies, et le cancer privé du coup de fouet des infections secondaires, évoluera beaucoup plus lentement. Souvent vous serez vous-même étonné de la longueur de la survie ainsi obtenue.

Ce résultat est dû en grande partie à la solide barrière qu'oppose à la propagation du néoplasme le tissu cellulaire du dôme pelvien. L'extension se fait du côté des ligaments larges, qui se gonflent petit à petit de masses cancéreuses. Parfois des fusées s'effectuent le long de l'uretère, et s'étendent même assez loin, mais le néoplasme reste cantonné au tissu cellulaire. Ce mode d'extension est beaucoup moins grave que l'envahissement du péritoine qui est presque la règle dans les récidives après cure radicale. Quand le dôme pelvien est conservé, l'évolution est singulièrement lente et le pronostic moins rapidement fatal. Le cancer franchit alors si rarement le péritoine que Gusserow ne signale que 18 fois la propagation à la séreuse sur 264 cas, et que Roger Williams ne l'aurait rencontrée que dans 4 à 5 °/₀ des autopsies.

De nombreuses constatations de ce genre ont poussé quelques auteurs (Reclus, Knowsley Thorton, John Byrne, etc...), à défendre jusqu'en ces derniers temps les opérations partielles et notamment la simple amputation du col.

Il y a là une erreur logique, extrêmement préjudiciable aux malades, et contre laquelle il nous faut prémunir les praticiens.

Ce qu'il faut distinguer avant tout ce sont les cas au début et les cas avancés. Pour ces derniers nous sommes d'avis qu'il faut tenter le moins souvent possible la cure radicale, et alors on devra pratiquer non pas une amputation du col, mais un simple curettage des fongosités cancéreuses (¹). Pour les cas au début, tout au contraire, il est impossible, dans l'état actuel de nos connaissances, de soutenir qu'il y ait avantage à se contenter de la parcimonieuse ablation d'une petite portion de l'utérus. Adopter une pareille manière de voir, c'est se considérer comme les chirurgiens d'il y a 20 ans, qui, amputant un sein atteint de cancer, plongeaient leur bistouri en plein dans des tissus infiltrés de cellules cancéreuses, laissant ainsi du néoplasme dans la peau, dans les aponévroses, dans le tissu cellulaire, dans les ganglions.

Défendre de pareilles idées, c'est en somme, et d'une manière plus ou moins consciente, abandonner l'espoir d'une guérison radicale, alors que, dans l'état actuel de la chirurgie, tout permet de l'espérer.

On peut dire aujourd'hui que l'amputation du col a vécu, et qu'il ne reste plus que 3 opérations possibles :

Le curettage palliatif.

L'hystérectomie vaginale.

L'hystérectomie abdominale.

a) **Curettage palliatif.** — Nous insistons sur cette intervention de petite chirurgie, car non seulement elle re-

---

(¹) En 1896, nous avons déjà établi, dans notre brochure sur le cancer de l'utérus (Jouve, éditeur), voir page 8 et suivantes, qu'au moment où nous sommes appelés à soigner une femme atteinte de cancer de la matrice, cliniquement, le mal s'est étendu du col au corps ou du corps au col.

présente l'ultime ressource dans les cas avancés, mais encore elle constitue un premier temps indispensable de l'hystérectomie abdominale. Ricard, en effet, qui a été le défenseur le plus acharné de la voie haute dans la cure radicale du cancer utérin, attribue en bonne partie ses excellents résultats au curettage soigneux du néoplasme qu'il pratique 6 ou 7 jours avant l'opération.

Il met, on le voit, un intervalle assez long entre le nettoyage à la curette et l'hystérectomie, car la surface récemment grattée a besoin d'être désinfectée pendant plusieurs jours, et ne peut être considérée comme à peu près aseptique qu'au bout d'une semaine environ.

Quel que soit le but que l'on se propose, la malade sera autant que possible anesthésiée soit par chloroformisation, soit par injection lombaire. Après l'avoir mise dans la position gynécologique, on fera largement bailler son vagin à l'aide du spéculum de Trélat-Collin, puis on pratiquera une irrigation prolongée au permanganate à $1^{gr}/4.000$ et à l'eau oxygénée. Les cuisses, les fesses, et la vulve préalablement rasée, seront savonnées à l'eau bouillie ; le vagin sera rapidement frotté avec des tampons imprégnés de savon. Une nouvelle irrigation chassera la mousse, et un champ fendu au niveau de la vulve recouvrira la région. Le spéculum ôté pendant les derniers lavages, et flambé de nouveau ou bouilli sera remis en place. Il reste à gratter les fongosités avec une curette large. Dans les cancers étendus, le point délicat est de ne perforer ni la vessie, ni le rectum. Dans les cancers moyens, l'évidement se fait en général en entonnoir vers la cavité utérine. On arrive ainsi à avoir une cavité aux parois nettes et résistantes, sur laquelle les agents antiseptiques pourront avoir une réelle efficacité. Il est rare que pendant ce curettage l'hémorrhagie soit notable. Si elle se produisait d'une manière inquiétante, le mieux serait de faire une injection très chaude, suivie en cas de persistance d'un bon tamponnement avec des compresses aseptiques.

Pour terminer, la surface sera touchée fortement à la teinture d'iode, une large irrigation sera faite, et la cavité vaginale sera modérément tamponnée avec une compresse aseptique. Un pansement vulvaire formé d'un gâteau d'ouate stérilisée, sera maintenu par un bandage en T.

Pendant les 8 ou 10 jours qui suivent l'opération, un pansement quotidien sera fait. Il consistera dans une irrigation au formol ou à l'eau oxygénée, dans un attouchement à la teinture d'iode, et dans un nouveau tamponnement aseptique du vagin.

b) **Hystérectomie vaginale.** — « Nous avons l'habitude, dit Doyen, d'enlever à la curette tout ce qui est friable. Cette pratique est excellente et purifie le champ opératoire. » Bien volontiers nous accepterons ce point de technique, en ajoutant cependant qu'il vaut mieux, comme nous l'avons montré tout à l'heure, pratiquer ce currettage une semaine avant l'opération.

Les procédés d'hystérectomie vaginale sont nombreux, ce qui arrive souvent pour les opérations qui, dans la moyenne des cas ne sont pas satisfaisantes.

Parmi ces procédés, si l'on a un cancer tout à fait au début, c'est-à-dire un utérus mobile qui se laisse abaisser, il est simple et commode de recourir à la technique que Richelot préconisait dès 1886.

1er *Temps.* — La malade après anesthésie et étant placée dans la position gynécologique sera savonnée « intus et extra », passée au formol et à l'alcool. La région sera garnie d'un large champ fendu après évacuation du contenu de la vessie.

2e Temps. — Richelot fait placer latéralement deux écarteurs coudés à lame étroite ; la pratique nous a montré qu'il vaut mieux mettre une valve postérieure, et en avant un écarteur vésical étroit. Une pince de Museux saisira le col. Il est bon en général d'en ajouter une seconde pour avoir une bonne prise. Cela permet, par une traction continue, d'abaisser l'utérus d'une manière assez considérable.

3° Temps. — Il s'agit d'inciser le vagin. En avant, ne faites pas l'incision trop haut de peur de toucher la vessie et sachez surtout que plus votre utérus s'abaisse, plus il faut vous méfier de l'incision d'un pli vésical. Avec la lumière que donnent les écarteurs et en inclinant les pinces de Museux, exposez successivement au bistouri les différentes faces du col jusqu'à ce que l'incision en ait fait le tour. Incisez bien à fond la paroi vaginale et dégagez le plus possible votre col en libérant à petits coups de tranchant la lèvre supérieure de la muqueuse.

4° Temps. — Avec votre index, allez en avant de l'utérus décoller la vessie, vous sentirez à travers le cul-de-sac péritonéal le fond de l'utérus. Pour ouvrir en avant le péritoine, il faut soulever la vessie avec l'index de la main gauche, le cul-de-sac sera saisi par une pince conduite au ras de l'utérus. Un coup de ciseau fera une boutonnière, que les deux index recourbés en crochet, agrandiront largement. Une compresse sera placée dans l'ouverture béante pour retenir l'intestin.

5° Temps. — Le rectum est plus aisé à éviter que la vessie ; la pointe du bistouri agissant le long de l'utérus dans la partie postérieure de l'incision vaginale ouvre facilement le cul-de-sac péritonéal. La boutonnière sera agrandie comme plus haut et une compresse sera mise dans l'ouverture.

6e *Temps*. — Nous avons supposé un cas facile, l'utérus s'abaisse aisément. L'index gauche introduit en avant de l'utérus, accroche le bord supérieur du ligament large et reste en place, tandis que la main droite introduit un un clamp long et courbe, un mors en avant, l'autre en arrière du ligament large. Dès que l'index gauche qui vous sert de repère sent que l'extrémité des mors de la pince a dépassé le bord supérieur du ligament large, vous pouvez serrer à fond le clamp, puis couper au ras de l'utérus. Quelques chirurgiens mettent une pince de sûreté en dehors de la première. Dès que la section d'un des ligaments larges est faite, l'organe se laisse attirer au dehors, et l'on peut traiter à ciel ouvert le second ligament large.

7e *Temps*. — On vérifie l'hémostase. En général la tranche vaginale postérieure donne une hémorrhagie qu'il faut réprimer avec des pinces. L'artère connu depuis Farabeuf et Cerf sous le nom d'azygos du vagin nécessite toujours la forcipressure.

Ici se pose une question : que doit-on préférer des pinces à demeure ou des ligatures ? Presque tous les français, sauf tout récemment Doyen, laissent des pinces à demeure. Leur pansement consiste en un tamponnement modéré du vagin avec de la gaze aseptique et en un enveloppement des pinces avec la même gaze et de l'ouate stérilisée. Une sonde à demeure est mise dans la vessie.

Asch, Bode, [Czerny, Von Erlack, Gauther, Meinert, Hermann, Schauta, Sanger, etc... n'emploient que les ligatures. Ils considèrent le sphacèle occasionné par les pinces comme dangereux et craignent la mauvaise obturation faite par un pansement que les anneaux des clamps traversent.

Nous pensons, pour notre part, que les pinces à demeure ne présentent guère de dangers, et qu'elles ont l'avantage d'être rapides à poser et de moins exposer aux hémorrhagies post-opératoires que les ligatures. Nous les retirons après 48 heures.

Jusqu'ici nous avons supposé un cas très simple, c'est-à-dire un utérus mobile, se laissant abaisser facilement. Dans l'hypothèse, très souvent réalisée, d'un utérus non abaissable, on doit se conduire différemment.

Deux manœuvres peuvent être employées. Richelot préconise le pincement des ligaments en plusieurs temps. Il dit, et la pratique lui donne raison, que l'utérus se laisse bien mieux attirer à partir du moment où la partie inférieure des ligaments larges a été pincée et sectionnée. Il devient alors aisé de placer des pinces au niveau des cornes utérines.

Si la manœuvre de Richelot ne suffisait pas, soit à cause d'adhérences anormales, soit à cause du volume de l'utérus lui-même, on ferait l'hémisection antérieure, telle que la pratique Doyen. Les pinces à traction placées sur les lèvres de l'incision médiane, au fur et à mesure des progrès de cette incision, finissent par faire basculer le fond de l'utérus, ce qui permet de faire l'hémostase des ligaments larges de haut en bas, du bord libre vers la base.

c) **Hystérectomie abdominale.** — Il ne peut plus être question aujourd'hui des innombrables procédés abdomino-vaginaux ou vagino-abdominaux qui ont été proposés et tentés. Les méthodes abdominales pures ont complètement triomphé et sont surtout représentées par trois procédés qui ont fait leurs preuves et dont la valeur est exactement comparable. Ce sont les procédés dits : *américain*, de *Doyen* et de *Ricard*.

Il serait inutile de décrire dans tous leurs détails, à propos du cancer du col, ces 3 procédés. Aussi bien le procédé de Ricard nous a semblé, au moins dans les cas que nous avons vus, le plus aisé à pratiquer. C'est donc sur lui que nous insisterons.

1ᵉʳ *Temps*. — Il comprend l'incision de la paroi, que l'on fera longue pour voir clair, et la mise en place de l'écarteur abdominal à 3 valves. On examinera avec soin l'utérus et ses connexions. Le doigt sentira en avant si la vessie est réellement indépendante du néoplasme. Dans le pied des ligaments larges on mesurera l'extension du néoplasme vers l'uretère. Si l'uretère est dilaté, comme nous l'avons vu dans un cas où il atteignait les dimensions de l'intestin grêle, il faut absolument renoncer à l'opération, car elle se terminerait par une urétéro-cysto-néostomie, c'est-à-dire par une minutieuse et longue intervention complémentaire, à peu près sûrement mortelle après une hystérectomie pour cancer. Dans les cas où il y a doute, c'est-à-dire où, bien que le néoplasme soit très étendu latéralement, ses rapports avec l'uretère ne sont pas immédiatement perceptibles, il faut aller chercher l'uretère en arrière, vers les vaissaux iliaques où on le sent nettement sous le doigt, puis le suivre soit de la pointe du bistouri, soit à la sonde cannelée et vérifier ainsi ses rapports exacts avec le cancer. S'il est envahi ou indissécable, refermez l'abdomen.

2ᵉ *Temps*. — Saisissez le corps utérin avec une pince de Museux, afin de l'élever et de le rendre plus mobile, puis pratiquez l'hémostase des ligaments larges. Pour cela, accrochez le bord libre de l'un d'entre eux en dehors des annexes, passez votre aiguille sous l'utéro-ovarienne, posez une ligature, puis une pince du côté utérin et coupez entre pince et ligature. Faites la même manœuvre pour le ligament rond.

Déchirez alors le ligament large correspondant en allant vers le bord de l'utérus ; insistez avec le doigt le long de l'isthme ; tout se laisse effondrer, l'artère utérine seule résiste ; il est possible de la dénuder presque complètement et surtout de la voir ; pincez-là et coupez en dedans de votre pince, pour mobiliser la partie inférieure de l'utérus. Cette ligature de l'utérine est aisée en général, à condition que l'on ne veuille pas pincer une masse de tissus, mais au contraire que l'on soit bien décidé à voir l'artère et à la pincer seule. Quelquefois après la section de l'artère on recoupe soit un de ses coudes, car elle est très sinueuse, soit une de ses branches. On fait alors l'hémostase directe du point qui saigne. Le seul point délicat est de ne pas agir avec brutalité sur les pinces qui tiennent l'utérine ou ses branches. Une déchirure de l'artère, permet en effet sa rétraction dans le tissu cellulaire pelvien où il est difficile de la retrouver et où surtout on peut pincer l'uretère. Notez que les tuniques artérielles sont particulièrement friables au voisinage d'un néoplasme.

Dès que l'hémostase est assurée d'un côté, incisez transversalement le péritoine pelvien au-dessus de l'isthme utérin ; puis avec le doigt amorcez le décollement de la vessie, ce qui vous aidera en même temps à découvrir le pédicule extérieur du côté opposé.

Terminez enfin par une hémostase de l'autre ligament large calquée sur celle que nous venons de décrire.

3° *Temps.* — Il s'agit maintenant de libérer de tous côtés la masse néoplasique. Commencez par la vessie ; avec précaution refoulez-la en descendant le long de la paroi antérieure du vagin. Vérifiez si, en arrière, le cancer est bien indépendant de la paroi rectale. Enfin décollez sur le côté, avec l'ongle garni ou non d'une compresse. Vous ne devez vous arrêter que quand, sur tout le parcours du col, vous êtes arrivé à la paroi vaginale saine.

4ᵉ *Temps.* — Avant d'ouvrir le vagin, cherchez les ganglions.

Jacobs et Rouffast, en Belgique, J.-L. Faure, Ricard et H. Fischer (¹), en France, ont montré la fréquence de l'envahissement des ganglions situés à la bifurcation des vaisseaux iliaques. Quelquefois on en trouve d'autres, accompagnant l'artère utérine le long des parois du bassin. Plus rarement encore on trouve le ganglion obturateur envahi (Guillot et Malartia). Enfin on n'est pas d'accord sur la fréquence de l'envahissement des ganglions lombaires (Jacobs, Segond).

C'est vers ces diverses régions que doit se porter la main de l'opérateur pour reconnaître et extirper les dégénérescences ganglionnaires.

Nous recommandons de pratiquer ce curage avant l'ouverture du vagin, afin d'avoir une asepsie plus sûre.

5ᵉ *Temps.* — Après avoir garni avec le plus grand soin le péritoine pelvien, ouvrez le vagin d'un coup de ciseaux, en un point quelconque du pourtour du col, et détachez circulairement, tout autour du néoplasme, une collerette vaginale saine. Jetez alors vos ciseaux hors de votre plateau, car ils sont souillés, et évitez avec soin que la surface cancéreuse ne touche aucun point de la cavité abdominale.

6ᵉ *Temps.* — Reste à fermer votre abdomen; vous devez le faire non seulement du côté de la paroi, mais encore du

---

(¹) Voir la brochure du Dʳ H. Fischer parue en 1896 chez Jouve et Boyer intitulée *Cancers de l'utérus* (brochure in-8º, 1896).

côté de ce vagin qu'il faut tenir pour suspect. Un double surjet prenant : l'un toute l'épaisseur vaginale, l'autre les lambeaux séreux, vous donnera satisfaction.

Un très gros drain sera mis dans la partie inférieure de la plaie abdominale, et le reste de l'incision sera fermé par 4 ou 5 points au fil métallique.

Valeur comparée de la voie vaginale et de la voie abdominale

L'avenir dans le traitement chirurgical des cancers est évidemment d'aller vers l'opération qui permet d'extirper le plus possible de tissu néoplasique. C'est dans ce sens que Trélat, le premier en Europe, remplaçait les extirpations parcimonieuses du sein, par une opération bien réglée, très large, où l'on sacrifiait l'aponévrose du grand pectoral et où l'on vidait systématiquement l'aisselle. C'est dans le même sens que Richelot luttait avec éloquence pour substituer à l'amputation du col, défendue par Verneuil, l'hystérectomie vaginale considérée comme radicale. Depuis lors de nombreux auteurs ont montré, nous l'avons vu plus haut, la fréquence et la précocité de l'envahissement ganglionnaire ; en sorte que l'hystérectomie vaginale apparaît de plus en plus comme une opération consciemment aveugle, de laquelle sont justiciables les cas pris tout à fait au début, c'est-à-dire ceux qu'on ne rencontre jamais.

A cela les partisans de la voie basse répondent :

1° La mortalité de l'hystérectomie vaginale est infiniment moindre que celle de l'abdominale.

2° La prétendue cure ganglionnaire est un leurre car on laisse des lymphatiques envahis.

Voyons le détail de chacun de ces arguments. Il est certain que si l'on prend, comme Bigeard l'a fait, tous les cas d'hystérectomie vaginale et qu'on les compare au peu que l'on savait en 1899 sur les résultats de l'hystérectomie abdominale, on aperçoit de prime abord une disproportion absolument en faveur de la voie vaginale.

Mais ce sont là des arguments purement statistiques dont il faut faire prompte et bonne justice.

A quoi bon citer la statistique de Hegar et Kaltenbach qui porte sur les premières tentatives d'hystérectomie abdominale, et a trait à une époque où toutes les opérations intra-péritonéales donnaient une mortalité souvent 10 fois plus considérable qu'actuellement. La statistique dressée par Bigeard lui-même est bourrée de faits empruntés à des chirurgiens qui, à part Kustner et Jacobs, ont pratiqué trop rarement l'hystérectomie abdominale dans le cancer, pour pouvoir être considérés comme ayant assuré leur technique et leur moyenne de mortalité. Depuis le travail de Bigeard, d'ailleurs, Auclair, Jacobs, Ricard ont montré que l'hystérectomie abdominale, bien réglée, donnait une mortalité faible, absolument comparable à celle de l'hystérectomie vaginale. En sorte qu'on doit considérer maintenant que l'argument tiré de la bénignité n'en est pas un.

On doit ajouter que, même avec des mortalités différentes, l'opération qui extirpe le plus largement les tissus malades, doit être préférée.

Le second argument, celui qui s'appuie sur l'impossibilité d'extirper tout le territoire lymphatique dépendant du col, est encore moins probant. Evidemment, même en faisant un *évidement* du petit bassin, on n'est jamais sûr de ne pas laisser de lymphangite cancéreuse, mais cela ne veut pas dire qu'il n'y ait pas avantage à extirper le plus possible de tissus malades.

C'est seulement dans les résultats de la pratique qu'il faut chercher des raisons de croire. Or la pratique nous apprend que des malades dont les ganglions étaient largement envahis, et qui, par conséquent, en bonne justice, n'étaient pas justiciables de l'hystérectomie vaginale, ont obtenu, grâce à la voie haute, des survies de 1 an 1/2 et de 2 ans.

Ovariotomie

Nous sommes loin du temps où quelques spécialistes, plus ou moins consciemment aseptiques, monopolisaient l'art de l'ovariotomie. Washington, L. Attee, Lizars, Walsh, Clay, Bird, Baker-Brown, Spencer Wells, Stilling, Kœberlé, Péan, etc... apparurent successivement comme les dieux de la chirurgie, seuls capables de pratiquer des opérations aussi redoutables. Depuis lors les choses ont bien changé. L'ablation d'un kyste de l'ovaire apparaît aux plus minces gynécologues comme une opération facile, à condition d'avoir des instruments et des mains propres et leurs statistiques sont infiniment supérieures comme excellents résultats à celles de leurs illustres devanciers, et cela dans des proportions formidables !

L'ovariotomie est, dans les cas faciles, une de ces opérations dont nous avons parlé plus haut, et pour lesquelles le plan incliné n'est pas indispensable. Nous conseillons cependant de ne pas s'en passer, car on ne sait jamais si l'on n'aura pas d'adhérences intestinales, et elles sont très malaisées à traiter dans la position horizontale.

L'incision sera longue, car il faut avoir exploré assez complètement le pourtour de la tumeur avant de l'ouvrir, et cette exploration demande une assez large voie d'accès. Dès que l'abdomen est ouvert, glissez la main tout autour de la partie accessible du kyste ; vous recueillerez ainsi deux notions. L'une se rapportera à la présence ou à l'absence d'adhérences ; l'autre à la confirmation de votre diagnostic de kyste de l'ovaire.

Avant de vider le kyste, garnissez l'intervalle entre la paroi de la poche et les bords de la plaie avec des compresses. Elles y seront tassées avec soin de manière à former une barrière difficile à franchir pour les liquides. C'est ici qu'il est particulièrement nécessaire de repérer chaque compresse avec une pince, car l'évacuation du contenu du kyste produit un affaissement des parois de l'abdomen à la faveur duquel plusieurs compresses pourraient aisément disparaître.

Si, tant par l'examen clinique que par l'exploration directe que vous venez de faire, il n'y a aucune raison de croire à des adhérences, vous pouvez très simplement ouvrir le kyste d'un coup de bistouri, saisir avec deux pinces les lèvres de l'incision ainsi faite, et tirer au dehors le kyste qui se vide en effectuant sa sortie. C'est là un procédé élégant et rapide qui réussit toujours si l'on a soin d'incliner vers soi l'ouverture de la poche pendant la traction. A partir du moment où le kyste est vide et flasque, il est facile de trouver le pédicule et d'en effectuer la ligature.

Si, au contraire, il y a des adhérences, il vaut mieux ponctionner avec un trocart muni d'un tube qui permet l'écoulement au dehors. Certains chirurgiens emploient de gigantesques aspirateurs qui sont encombrants et parfaitement inutiles. La simple ponction avec un siphon de caoutchouc, aidée de la compression des parois abdominales, permet l'évacuation presque totale d'un kyste adhérent. Pour achever de le vider, il suffira de transformer en incision l'ouverture faite par le trocart, et de puiser directement le liquide avec des compresses stérilisées.

Il reste à tirer peu à peu la paroi du kyste en dehors de l'abdomen en détruisant avec circonspection les adhérences. On ne devra pas hésiter à sacrifier un fragment de cette paroi dans les cas où le clivage ne semble pas pouvoir s'effectuer sans déchirure de l'intestin.

Pour faire le pédicule on l'étreindra en deux ou plusieurs portions, suivant son étendue, avec un bon fil de soie ou de catgut. En général la ligature dite « de meunier » suffit. Elle consiste à étreindre la moitié du pédicule dans un nœud ordinaire double, puis à étreindre tout le pédicule avec les deux chefs qui proviennent de ce premier nœud.

On ne fera de drainage que si une partie notable du contenu du kyste a coulé dans l'abdomen. La paroi sera fermée en un seul plan au fil métallique.

Ovariotomie dans les kystes inclus
dans le ligament large et rétro-péritonéaux

Certains kystes de l'ovaire ne se laissent pas traiter aussi facilement que nous venons de le dire. Sans parler des kystes multiloculaires dont on triomphe aisément soit par des ponctions répétées, soit par l'énucléation en masse en dehors du ventre, il existe toute une variété de kystes qui ne se laissent point tirer hors de l'abdomen et n'ont pas de pédicules à proprement parler.

Il faut en pratiquer la décortication sous-séreuse qui se fait avec les doigts après incision du péritoine. Au fur et à mesure qu'un vaisseau est rompu ou coupé, on le pince et on en fait la ligature. Le cheminement sous la séreuse rencontre parfois des difficultés terribles. La paroi du kyste adhère alors partout : à l'utérus, à l'uretère, à l'artère utérine, aux gros vaisseaux iliaques, au rectum, au colon ilio-pelvien, etc., et il est pour ainsi dire impossible de trouver un plan de clivage. Le secret du triomphe est souvent d'insister sur la partie du kyste que l'on a choisie, sans perdre son temps à aller d'un point à un autre faire des tentatives inutiles. Comme dernière ressource, peu recommandable à la vérité, on pratiquerait la marsupialisation avec tamponnement de la cavité.

Tumeurs de l'ovaire

Les tumeurs solides de l'ovaire, lorsqu'elles sont diagnos tiquées, laissent peu de prise au traitement.

Des chirurgiens éminents, tels que Schrœder, reculèrent devant toute tentative d'extirpation, prétextant que la récidive était rapide et fatale. Cette opinion n'a pas prévalu. Dans l'ignorance où l'on est, en général, de la nature de la tumeur, il est prudent de faire une laparotomie pour examiner directement les lésions. Les fibromes de l'ovaire, bien qu'extrêmement rares, peuvent être rencontrés, et il n'y a, on le comprend aisément, aucun doute sur l'utilité de leur ablation.

Pour les autres tumeurs qui sont de nature maligne, que ce soit du sarcome ou de l'épithélioma, il est démontré que le seul traitement doit être l'extirpation, à condition qu'elle soit possible et ne mette pas opératoirement en péril la vie de la malade.

Au point de vue de la technique à suivre, il est impossible de poser des règles précises pour l'extirpation des tumeurs solides de l'ovaire. On va, dans des opérations de ce genre, vers l'inconnu, et l'on peut tout trouver, depuis la tumeur mobile bien pédiculée, qui n'attend qu'une ligature et un coup de ciseaux, jusqu'à la masse irrégulière, friable, moulée dans le petit bassin, adhérente de toutes parts.

En principe nous ne considérons comme justiciables d'une opération que les tumeurs très facilement extirpables.

Tumeurs bénignes du sein

Par « tumeurs bénignes » nous entendons désigner ici les adéno-fibromes.

Dans la pratique courante, la question se pose souvent de savoir si l'ablation est nécessaire. Beaucoup de praticiens hésitent. Il est, en effet, toujours pénible de proposer une opération qui laisse une cicatrice à une femme qui peut être jeune et en pleine vie génitale. Nous comprenons ces scrupules. Mais en présence des résultats que donne l'expectation, il nous semble absolument impossible de conseiller l'abstention.

Tout adéno-fibrome est exposé à devenir un néoplasme, et, en conséquence, on doit *toujours* faire l'extirpation large d'une tumeur du sein, alors même qu'elle présente, de la façon la plus nette, les caractères cliniques d'une affection bénigne.

Notre expérience personnelle, ainsi que celle de beaucoup de chirurgiens, prouve que tous les intermédiaires existent entre ces tumeurs que nous considérons comme bénignes et les tumeurs malignes. Souvent une tumeur petite, mobile dans la glande, mobile sous la peau, mobile sur le grand pectoral contracturé, s'accompagne de ganglions axillaires. Dans ces cas, qui nous paraissent par excellence des cas *mixtes*, nous ne nous bornons jamais à l'ablation de la tumeur mobile ; nous allons de plus jusque dans l'aisselle, pour faire un curage primitif sérieux.

On nous a plusieurs fois objecté que nous avions fait là des délabrements inutiles. A vrai dire, nous ne nous reprochons qu'une chose, c'est de ne pas avoir agi ainsi dans plusieurs cas où nous avons vu après opération se faire sous nos yeux la transformation maligne.

Le point particulier de la technique opératoire n'a guère besoin d'être traité. Pour tout chirurgien, l'ablation d'une tumeur bénigne du sein n'offre aucune difficulté particulière.

Nous insisterons cependant sur deux idées. La première est de ne pas énucléer la tumeur, mais de sectionner au delà de cette zone celluleuse au niveau de laquelle le décollement est si facile. La seconde est de réunir à l'aide d'une suture intradermique, qui laisse le minimum de traces en ce point du corps où une cicatrice est particulièrement désagréable.

Mammites chroniques

Il y a peu de choses à dire du traitement des mammites chroniques. Longtemps on les a considérées comme absolument inoffensives. Actuellement, on tend à admettre que certaines d'entre elles, et notamment la maladie de Reclus, peuvent, dans certains cas, subir la dégénérescence maligne.

Aussi de jeunes chirurgiens friands du bistouri, n'ont-ils pas craint, dans certains cas, de conseiller et de pratiquer l'ablation totale du sein.

Des histologistes de la valeur de Malassez ont appuyé cette tendance avec quelques faits.

Nous avouons que le « Méfiez-vous ! » du célèbre anatomo-pathologiste ne nous a pas convaincus.

Nous blâmons certaines interventions, telles que celles rapportées par Coyne, où une malheureuse femme fut opérée 7 fois de suite pour une mastite chronique.

A l'exemple de tous les classiques, nous pensons que pour la mammite chronique partielle, aussi bien que pour les mastites chroniques diffuses, la compression et l'iodure de potassium suffisent.

Une exception doit être faite cependant pour le *galactocèle*. L'origine inflammatoire de cette affection est aujourd'hui suffisamment démontrée pour qu'il soit légitime de la regarder comme une forme particulière de la mastite chronique et pour que nous ayons le droit d'en parler ici.

Le plus sûr traitement nous paraît être l'extirpation de la poche. On doit abandonner les autres méthodes telles que la ponction avec injection modificatrice, et l'incision simple suivie ou non de cautérisation de la paroi du kyste.

Tuberculose mammaire

Au cas de tuberculose du sein, il faut renoncer aux méthodes anciennes, incision et curage du foyer. On a en effet toujours des granulations tuberculeuses en dehors des limites de la poche que l'on a ouverte.

Il faut, dans les cas de tuberculose confluente, inciser très légèrement en dehors des limites du mal. Le bistouri doit passer en plein tissu sain. On fera la réunion par première intention avec ou sans drainage, suivant les cas.

Dans les formes disséminées, il faut faire l'ablation totale du sein comme pour un cancer. Le curage de l'aisselle sera fait suivant les mêmes principes.

Gaillard Thomas et Daniel Mollière ont conseillé de pratiquer l'ablation à l'aide d'une incision faite dans le sillon sous-mammaire. Nous ne conseillons guère cette technique, car très souvent une partie de la peau du sein est envahie et il est dangereux de faire, au nom de l'esthétique, des économies de ce côté.

Syphilis mammaire

Que les accidents soient primitifs, secondaires ou tertiaires, leur traitement n'offre, au niveau du sein, aucune difficulté particulière. Nous nous bornons à conseiller, contre les accidents secondaires, les injections de cyanure de mercure ou de peptone mercurique ammonique et contre les accidents tertiaires, l'association de l'iodure de potassium aux mêmes injections.

Cancer du sein

Le premier chirurgien qui ait systématisé l'extirpation du sein cancéreux est sans contredit Trélat. Ses élèves seuls profitèrent de cette partie de son enseignement, mais une partie de l'école française dut à cette circonstance de faire de très bonne heure l'opération d'une manière utile.

Avant Trélat et même depuis, parmi nos contemporains les plus modernes, on se contentait d'enlever le sein sans toucher à l'aponévrose du grand pectoral, puis, ouvrant l'aisselle, on cherchait sans règle précise à en extirper les ganglions les plus volumineux. Rien n'était plus dangereux et plus incomplet que cette manœuvre brutale au fond d'un trou ruisselant de sang. Des branches de l'acromio-thoracique, la scapulaire inférieure, la mammaire externe se rompaient sous les tractions. Des pinces mises à la hâte et un peu au hasard s'accumulaient dans le champ opératoire en l'obstruant. Quelquefois un gros vaisseau coudé par les efforts s'ouvrait sous un coup de ciseaux ou de bistouri trop hardi. On suppose aisément de quelle difficulté devenait la ligature d'un gros tronc vasculaire dans ces conditions.

Une telle manière de procéder représentait trois erreurs. La première était de laisser l'aponévrose du grand pectoral; plus tard les beaux travaux d'Heidenhain devaient mon-

trer que non seulement l'aponévrose, mais le muscle lui-
même, étaient le plus souvent envahis. La seconde était
de ne pas curer complètement l'aisselle ; on enlevait les
gros ganglions, mais partout on laissait de la graine.
La troisième enfin était de ne pas enlever le tissu cel-
lullaire intermédiaire à la tumeur et à l'aisselle, tissu
cellulaire qui contient les lymphatiques afférents à la
glande.

Tous ces désidérata, moins l'extirpation de la plus
grande partie du grand pectoral, avaient été remplis par
Trélat. Il faut reconnaître cependant que c'est à Halsted,
de Baltimore, que cette opération doit d'être devenue classique.

L'opération d'Halsted comprend, outre les temps
principaux de l'opération de Trélat, l'ablation du
grand pectoral. Depuis lors Gangolphe a voulu perfec-
tionner le procédé en conseillant de pratiquer la ligature
isolée des pédicules vasculaires des ganglions. Nous
avouons ne pas comprendre l'opportunité de ce conseil.
Quand l'aisselle est *convenablement* ouverte, les 3 artères
qui servent de pédicules aux ganglions sont sous les yeux,
rien n'est plus aisé que de poser une pince sur chacune
d'elles. Il n'y a rien là qui constitue un temps particulier.

Nous allons exposer non pas exactement le procédé
d'Halsted, mais la technique suivie actuellement par la
plupart des chirurgiens de l'Ecole française ; elle est d'ailleurs directement inspirée par les travaux de l'éminent
chirurgien de Baltimore.

La malade rasée et aseptisée sera couchée le long
du bord extrême de la table d'opération, du côté
correspondant à la lésion, de manière que l'épaule
porte à faux, l'aisselle étant suspendue sur le vide. Un aide
tiendra le membre supérieur horizontal, le bras à angle

droit avec le corps, l'avant-bras dans une position intermédiaire à la pronation et à la supination.

1er *Temps.* — L'ablation du sein doit être faite par une incision en raquette, dont la grosse extrémité est en bas et en dedans, tandis que la pointe se termine sur le bord inférieur du grand pectoral au niveau de l'aisselle. Il faut savoir sacrifier beaucoup de peau, tout en conservant assez de téguments pour faire la réunion *per primam.* Dans le cas où la tumeur est très volumineuse on s'éloignera, en enfonçant le bistouri, des limites de la raquette, de manière à bien enlever la totalité du néoplasme.

Nous avons coutume d'agir d'abord en dedans afin de faire basculer le sein sur nous. En quelques coups rapides de tranchant on reconnaît l'aponévrose ; hardiment on la dépasse et l'on enlève avec la tumeur une bonne lame de muscles sous-jacents à l'aponévrose. Nous nous abstenons, dans le cas où la tumeur est très mobile sur les plans profonds, d'enlever la totalité du grand pectoral.

Ce temps opératoire saigne peu, quelques pinces aveuglent aisément les jets artériels. On peut d'ailleurs ne pas se préoccuper de l'hémorrhagie, tant cette ablation est rapide et sûre. Ce n'est qu'après que la tumeur est tombée que nous arrêtons les jets principaux par des pinces et le reste par une bonne compression qui protège le champ opératoire pendant la fin de l'intervention. Nous nous débarrassons tout de suite de la tumeur afin de n'être pas gênés par un poids mort qui tire inutilement sur les éléments de l'aisselle. Une bonne précaution est à ce moment de changer de bistouri, la lame que l'on tient ayant pu en haut et en dehors diviser de la lymphangite cancéreuse.

2e *Temps.* — On prolonge l'incision le long du bord inférieur du grand pectoral, de manière à ouvrir largement l'aisselle, puis, chacune des lèvres de la plaie étant écartée, on extirpe toute la bande de tissu cellulaire intermédiaire à la tumeur et à la cavité axillaire. En même temps se trouve emportée une bonne partie du grand pectoral.

3ᵉ Temps. — Le bord inférieur du grand pectoral est relevé par un écarteur de Farabeuf. Sous lui on aperçoit le bord plus oblique du petit pectoral, à petits coups, de de la pointe du bistouri, on le dégage de l'aponévrose clavi-coraco-axillaire qui l'engaine. A son tour le petit pectoral est chargé sur l'écarteur. La face profonde de l'aponévrose clavi-coraco-axillaire est alors effondrée, de préférence avec le bec de la sonde cannelée. Les vaisseaux axillaires sont alors découverts. C'est en partant d'eux, et seulement après les avoir dénudés, qu'on commence de haut en bas à vider l'aisselle. Tout le tissu cellulaire de la pyramide axillaire peut ainsi être enlevé d'un seul bloc. A mesure que l'on renverse en bas tout le paquet, les vaisseaux, branches de l'artère et de la veine axillaire, apparaissent. On les coupe après les avoir pincés.

L'opération terminée on a sous les yeux une véritable préparation anatomique du creux axillaire. S'il est besoin de réséquer la veine, ou d'agir sur l'artère, la chose est des plus faciles.

4ᵉ Temps. — La réunion est faite, soit avec quelques bons fils d'argent quand il y a traction, soit à l'aide d'un simple surjet au catgut, quand les téguments s'affrontent facilement.

On ménage un orifice de drainage au niveau de la région axillaire. Le drain est ôté après 48 heures.

Splénopexie sans sutures

par

enclavement cicatriciel extrapéritonéal

de la rate

(Opération du Dr H. Fischer)

On peut justement comparer la splénoptose à la néphroptose, car on rencontre dans ces deux affections les
mêmes facteurs étiologiques : augmentation du volume de
l'organe, abus du corset, traumatisme, etc. Etant données
l'insuffisance des moyens de fixation de la rate et sa
mobilité physiologique, car elle se déplace selon l'état de
réplétion ou de vacuité de l'estomac, on serait *a priori*
porté à croire que son déplacement pathologique est plus
fréquent que celui du rein, mais il n'en est rien ; la rate
mobile est une affection rare, tandis que l'on rencontre
très fréquemment en pratique des reins ectopiés.

Voyons rapidement comment est fixé cet organe. La
rate fait partie de la cavité abdominale, où elle est maintenue en suspension en quelque sorte par quatre replis

péritonéaux appelés épiploons ou ligaments suspenseurs de la rate, bien qu'à proprement parler il n'y en ait qu'un seul qui soit réellement suspenseur, le ligament phréno-splénique, et qui sont : le ligament gastro-splénique, le ligament phréno-splénique, le ligament pancréatico-splénique et enfin un petit diverticulum péritonéal qui s'insère d'une part au mésocolon transverse et de l'autre au diaphragme et qui reçoit dans sa concavité l'extrémité inférieure de la rate. Ce viscère est de plus soutenu par la masse intestinale, dont il suit les fluctuations. L'estomac lui-même, selon son état de vacuité ou de réplétion, lui imprime des déplacements ; il en est de même lorsqu'il est dilaté ou au contraire contracté.

Etiologie. — La splénoptose est due à une hypertrophie considérable de l'organe (*fièvres palustres, leucocythémie, rachitisme, tuberculose splénique, tumeurs*, etc.) qui l'entraîne, par l'énormité de son poids, à l'abus du corset, au relâchement de la paroi abdominale (*grossesses répétées, amaigrissement rapide*) ou des ligaments suspenseurs, plus souvent à un traumatisme et quelquefois aussi à plusieurs de ces causes réunies, comme, par exemple, un traumatisme chez un individu atteint de splénomégalie palustre, ainsi que nous l'avons observé chez le malade qui fait le sujet d'un de nos précédents travaux sur cette question ([1]).

Symptômes. — Douleurs abdominales à localisations vagues, généralement d'une intensité très moyenne, demandant rarement une intervention active, voire même un simple traitement, mais cependant pouvant être quel-

---

([1]) Voir la brochure du Dr H. Fischer, *Splénopexie sans sutures par enclavement cicatriciel de la rate* (Opération nouvelle, in-8°, 1900). Boyer, éditeur, 15, rue Racine, Paris.

quefois très aiguës, sensations de poids, de tiraillements, troubles digestifs divers, selon la position occupée par la rate ectopiée, mais dont le siège toutefois est toujours situé à gauche. Souvent même c'est par hasard, en examinant la malade pour une autre cause, que l'on rencontre la rate flottante. Point n'est besoin d'insister. Pas de thérapeutique active dans ces cas qui ne demandent qu'à être ignorés puisqu'ils ne sont ni douloureux ni gènants.

Quelquefois, tout comme dans la néphroptose, la rate peut se tordre sur son pédicule et provoquer des douleurs atroces simulant d'autant mieux la péritonite que quelquefois la torsion du pédicule peut donner lieu à une véritable péritonite à pronostic très sombre, surtout si on en méconnaît la véritable origine et qu'on n'intervienne point à temps par une laparotomie suivie, soit d'une splénectomie, soit d'une splénopexie selon les indications fournies par chaque cas.

Diagnostic. — Il faudra savoir différencier la splénoptose de la néphroptose. Pour cela on percutera avec soin la région lombaire afin de s'assurer de la présence ou de l'absence du rein, on percutera aussi avec soin la région splénique. Si la rate est à sa place, il s'agira, sans qu'il soit besoin d'insister autrement, d'une néphroptose ; si, par contre, on constate par la percussion que le rein n'est pas ectopié, c'est que la rate sera en cause. On ne négligera point de rechercher le ballottement rénal dans les cas douteux, et on arrivera ainsi facilement à différencier ces deux affections, en se souvenant que la splénoptose est relativement peu fréquente.

Pronostic. — Le pronostic est en général favorable, quant à la conservation de la vie, car la torsion du pédicule est un accident rare. Il est moins bon quant aux douleurs qui, dans quelques cas, très rares toutefois en vérité, demanderont une intervention active, car le port de bandages est le plus souvent un palliatif très aléatoire, et la vie peut devenir, dans quelques-uns de ces mauvais cas, intolérable pour certaines de ces malheureuses qu'aucun palliatif ne parvient à soulager, et qui en arrivent quelquefois à préférer la mort à leur triste état, d'autant plus qu'elles sont obligées, de par l'intensité et la fréquence des attaques douloureuses, d'abandonner la profession qui les fait vivre.

Traitement. — Dans les cas bénins, peu ou point de traitement. Bromures, valériane, galbanum, belladone, asa fœtida, douches, bains, opiacés, cacodylate de soude chez les nerveux auxquels on peut également faire porter une ceinture (celles de Grandcollot, 207, rue Saint-Antoine et de Lacroix, 7, rue de Médicis, sont particulièrement recommandables dans ces cas). Lorsqu'on devra, par suite de l'intensité des symptômes, intervenir plus activement, il faudra absolument rejeter la splénectomie comme trop brutale et de plus comme dangereuse; on ne doit point, de gaîté de cœur, priver l'organisme d'une glande qui, bien que nous n'en connaissions point la physiologie, peut avoir une utilité, soit pour l'individu, soit pour sa descendance, d'autant plus qu'on la peut conserver; cette opération est, à notre sens, bien plus grave que l'affection contre laquelle elle est dirigée.

Un chirurgien allemand de grand talent, Rydygier (Congr. all. de Chir., 20 avril 1895, *Semaine Médic.*, page 193) a le premier pratiqué une splénopexie, semblable en tant que technique à la néphropexie avec sutures et, partant, entachée de tous les défauts reprochés à cette méthode, c'est-à-dire : danger de passer des fils à travers un organe aussi délicat que la rate et que l'on peut déchirer ; — résorption trop rapide des fils qui peuvent également quelquefois lâcher d'eux-mêmes, soit en haut, c'est-à-dire à l'attache périosto-costale, soit en bas, sur la rate elle-même. Bardenheuer a essayé, par un procédé ingénieux que nous n'avons pas à décrire ici, de se servir du péritoine lui-même comme moyen de fixation, car il est trop aléatoire et trop difficile à pratiquer pour le médecin et même pour le chirurgien de profession, qui n'est pas absolument rompu à toutes les difficultés de la pratique de la chirurgie abdominale ; de plus, la contention manque la plupart du temps, tandis que par notre procédé que nous allons maintenant décrire, on obtiendra facilement, rapidement et sans danger pour le malade, la fixation de la rate. Nous pouvons dire qu'on réussira dans tous les cas, car notre méthode est semblable à notre néphropexie sans sutures (*mutatis mutandis*), que nous avons le premier pratiquée en octobre 1897, et dont nous avons publié plusieurs observations en 1899 ([1]). Cette méthode a fait hautement ses preuves et a réalisé bien au-delà de nos espérances.

Nous aimons à croire qu'il en sera de même de celle-ci.

Opération. — La malade, préparée comme pour toute opération abdominale, c'est-à-dire ayant pris une purge et un bain la veille, un lavement le matin de l'opération, est endormie sur le lit d'opérations, reposant sur le côté droit, la région à opérer rasée, aseptisée et maintenue propre par des champs trempés dans une solution anti-septique chaude quelconque. On aura également des

---

([1]) Voir les brochures du Dr H. Fischer. *Néphropexie sans sutures par enclavement cicatriciel du rein* (Opération nouvelle). Jouve et Boyer, 15, rue Racine, in-8 (1899) *et Vade-mecum de thérapeutique chirurgicale* (Article *Néphropexie*, page 247) Boyer, éditeur, 1900.

linges stérilisés trempés dans une solution aseptique chaude de chlorure de sodium à 2 % pour refouler et maintenir les intestins dans le cas où ils viendraient à faire hernie pendant l'opération.

On incisera la paroi abdominale latérale gauche de la onzième côte à la crête iliaque, dans le prolongement de l'axe de l'aisselle, on coupera les téguments et la paroi musculaire prudemment, à petits coups, en voyant bien ce que l'on fait afin de ne pas pénétrer par effraction et avec dégâts dans le ventre.

En incisant lentement et en faisant bien éponger, on évitera tout accident, il faut avoir toujours présent à l'esprit que la paroi abdominale varie d'épaisseur selon les sujets.

Lorsqu'on sera arrivé sur le péritoine pariétal on fera l'hémostase soignée de la plaie afin de ne point faire pénétrer de sang dans la cavité abdominale. L'hémostase faite, on décollera le péritoine pariétal que l'on ouvrira en dédolant sur la sonde cannelée ; on fera bien attention de prendre le péritoine et rien que le péritoine, car le côlon descendant n'est pas loin du couteau, et, il ne faut pas l'oublier, ne demande quelquefois qu'à être sectionné ; lorsque le péritoine aura été ouvert on ira à la recherche de la rate, ce qui sera très facile : on se sera d'ailleurs rendu compte de sa situation avant l'intervention ; la rate trouvée, on la fera passer à travers le péritoine pariétal afin qu'elle devienne extra-péritonéale ; ceci fait, on fermera le péritoine par des sutures à points séparés au catgut, en prenant bien soin de laisser une ouverture assez grande pour le passage du hile de la rate qui ne doit pas être comprimé ; on pourrait au besoin, s'il était nécessaire, réséquer un peu de péritoine ; dans tous les cas, au niveau du passage du hile, on accolera sur lui-même un peu de péritoine, on le pliera sur lui-même en quelque sorte afin de ménager une ouverture qui ne pourra pas se fermer ultérieurement par tissu cicatriciel ; on fera ainsi un petit *ourlet* que l'on suturera au catgut ; cet *ourlet péritonéal*, si nous osons nous exprimer ainsi, créera un tunnel pour le passage du hile splénique et ne pourra jamais ni s'obstruer, ni même se sténoser.

La rate étant maintenant exclue de la cavité péritonéale, il va falloir la fixer sans torsion du pédicule ; si la brèche pariétale était trop grande, on la fermerait un peu, car elle ne doit pas être plus grande que l'organe qu'il s'agit de fixer et qu'elle doit empêcher de faire hernie au dehors. La paroi étant de la grandeur voulue, la rate maintenue dans une compresse trempée dans une solution de chlorure de sodium chaude à 2 %, on fait passer, aux deux extrémités de la plaie et de chaque côté, une double sangle d'os décalcifiés bien aseptiques, allant du bord droit au bord gauche de l'incision, à chaque bout, et que l'on suturera à l'extérieur de chaque côté aux parois ; on aura au préalable créé ces quatre boutonnières à travers la paroi par transfixion, une sur chaque bord des extrémités de la plaie, en évitant par des compresses que le sang ne pénètre dans l'abdomen. Pour introduire les ponts d'os décalcifiés, on les fait pénétrer, par une de ces boutonnières cutanées, la droite par exemple, puis cheminer sous la plaie, transversalement, au-dessous de la ligne d'incision, pour aboutir à la boutonnière gauche en passant par l'orifice abdominal de cette ouverture, et sortir par son orifice cutané ; on placera la rate sur ces ponts qui ne doivent point la comprimer mais la maintenir en position. On s'efforcera toujours de fixer la rate aussi haut que possible et lorsqu'elle ne sera point trop hypertrophiée on fera en sorte de la placer sous les côtes.

La rate repose à ses deux extrémités sur deux ponts d'os décalcifiés, elle est maintenue à la paroi ; la fermeture d'une partie de l'incision l'empêche de faire hernie au dehors, les ponts de se déplacer. On fera ensuite un pansement bien aseptique que l'on renouvellera le moins souvent possible et en prenant autant de précautions que s'il s'agissait de l'opération elle-même. La rate aura été, avant de la placer sur les ponts, légèrement avivée à la curette tranchante, qui ne doit point l'entamer mais seulement éroder la capsule, car la rate est un organe essentiellement vasculaire dont l'hémostase pourrait devenir très pénible. Au bout de six semaines environ, la plaie sera guérie et la rate fixée beaucoup plus solidement que naturellement, alors qu'elle n'est point ectopiée. Bandage de corps serré par-dessus le pansement. Séjour au lit jusqu'à cicatrisation complète de la plaie.

Quant aux sangles osseuses rien n'est plus facile que de fabriquer soi-même ces plaques que l'on taillera plus longues qu'il ne faudra, car on peut toujours les raccourcir.

Pour cette préparation, on se sert de préférence du tibia ou du fémur de bœuf que l'on peut d'ailleurs se procurer facilement partout ; on pourrait également employer les os longs de n'importe quel grand animal que l'on voudrait. On fait bouillir l'os ou les os choisis pendant toute une journée dans de l'eau contenant une forte quantité de carbonate de potassium ; cette ébullition débarrasse les os de leur graisse, périoste, moelle, etc. Puis on les met ensuite, après les avoir sciés de la longueur et de l'épaisseur que l'on veut, dans un mélange de 10 parties d'acide chlorhydrique chimiquement pur et de 90 parties d'eau que l'on renouvelle tous les jours.

Au bout d'une dizaine de jours les os sont devenus mous et peuvent être façonnés et taillés comme on le désire. On les lave dans une solution de bicarbonate de sodium pour enlever les traces d'acide chlorhydrique qu'ils peuvent encore contenir, on les plonge ensuite, pendant 2 ou 3 jours, dans une solution de sublimé forte à 4 ou 5 pour mille, puis on les conserve soit dans de l'huile phéniquée, soit mieux encore dans une solution saturée d'éther iodoformé. Les ponts d'os décalcifiés doivent avoir un bon travers de doigt de largeur.

Il est bien entendu que l'on ne suture point la plaie une fois que la rate est fixée, et qu'on la laisse telle quelle, après toutefois, cela va sans dire, en avoir fait soigneusement la toilette et l'avoir saupoudrée d'iodoforme; on placera dans la partie la plus déclive de la plaie, deux drains que l'on retirera au bout de 2 à 3 jours. La cicatrisation se fera par deuxième intention. Il se forme un tissu cicatriciel par granulations et bourgeonnement; les ponts agissent, en plus de leur rôle de soutien, comme corps étrangers : ils deviennent des centres d'irritation, de bourgeonnements et, par suite, de véritables *incitationes ad proliferationem*. Le péritoine pariétal s'accolera de nouveau à la paroi aux deux extrémités de la plaie et formera ainsi un sac qui empêchera la rate de se déplacer ultérieurement; de plus, il lubrifiera la partie antérieure et les extrémités supérieure et inférieure de ce viscère. Sauf indications spéciales, nous ne défaisons le pansement que le dixième jour, après avoir retiré les drains, et nous le refaisons sous le couvert de la plus grande asepsie. En règle générale il faut faire le moins de pansements possible.

Dans un temps qui peut varier de six semaines à 2 mois 1/2, le tissu cicatriciel, qui conserve et maintient la rate dans sa nouvelle position, est entièrement formé. Les ponts d'os décalcifiés finissent à la longue par se résorber entièrement. On voit qu'il devient impossible à cet organe de s'ectopier, maintenu comme il l'est par la gangue cicatricielle et la poche péritonéale.

Néphropexie

Néphropexie. — Les symptômes du rein flottant sont trop connus du public médical pour qu'il nous soit besoin d'en parler ici. Nous ne ferons pas non plus allusion aux différences cliniques qui existent entre le rein mobile et le rein flottant. Nous renvoyons pour cela aux excellents traités de chirurgie que tous les médecins possèdent dans leur bibliothèque. Nous dirons seulement en passant que le rein flottant seul est justiciable d'une intervention chirurgicale et que cette affection, la néphroptose, est connue depuis Mesnié, qui, en 1561, dans un travail remarquable, décrivit cette affection de main de maître, à tel point qu'il laissa peu de choses aux modernes à ajouter à sa description.

En 1881, un chirurgien allemand de génie, E. Hahn, créa une opération destinée à maintenir dans la région lombaire le rein retenu par des fils passés à travers sa capsule adipeuse et tenant, d'autre part, de chaque côté aux parois. Depuis l'opération de Hahn divers procédés ingénieux ont été employés et décrits par les chirurgiens.

Ces différents procédés gravitent autour de trois types.

Le premier consiste à coudre la seule capsule adipeuse du rein à la paroi lombaire sans toucher au rein; le deuxième à suturer la capsule propre du rein, décortiquée à la paroi ; le troisième procédé, qui est le plus générale-ment employé, le plus sûr du reste, consiste à passer des fils à travers le rein que l'on suture ensuite à la paroi lombaire ainsi qu'au périoste de la deuxième côte.

Nous allons décrire maintenant le procédé de Morris qui est un de ceux les plus employés.

Le malade est mis sur la table d'opération, le corps près du bord et reposant sur le côté sain, un coussin est mis dans la région lombaire du même côté pour augmen-ter l'espace compris entre la dernière côte et la crête iliaque. Un aide fera saillir, quand il faudra, le rein en arrière en appuyant profondément la main sur l'ab-domen.

L'incision part obliquement de la 12ᵉ côte à la crête iliaque. On incise couche par couche, en faisant l'hémos-tase au fur et à mesure ; arrivé sur l'atmosphère grais-seuse du rein, on la sectionne.

Par l'aide, on fait saillir le rein dans la région lombaire, on passe trois tendons de Kangourou ou trois fils de forte soie à travers la face postérieure du rein, un à l'ex-trémité supérieure, l'autre à la partie moyenne, dans le voisinage du hile, et le troisième à la partie inférieure. Les fils pénètrent l'organe dans une profondeur de deux centimètres et cheminent à travers pendant trois cen-timètres environ. On passe les chefs de chaque côté à tra-vers les lèvres de la diérèse et on les noue. On coupe les ex-trémités des fils qui dépassent à l'extérieur. On suture les muscles avec du catgut fort. On ferme la peau à la soie, en ayant soin d'intéresser la capsule adipeuse afin de la maintenir également. On place un drain dans la partie dé-clive. On met sur la plaie de la gaze iodoformée et du coton hydrophile, maintenus bien serrés. La réunion se fait rapidement ; les guérisons absolues, c'est-à-dire la fixation définitive du rein, ont lieu dans une proportion de 40 à 50 %.

Dans certains cas graves, où l'on n'avait pu obtenir la fixation du rein, et dans lesquels les malades, dont la vie était rendue absolument insupportable de par leur néphroptose, avaient demandé à cors et à cris une intervention quelconque, des chirurgiens ont pratiqué la néphrectomie.

Voyant les résultats encore aléatoires des divers procédés de néphrorrhaphie, et la gravité de l'ablation du rein, le D' H. Fischer a essayé, en octobre 1897, un nouveau mode opératoire qui lui a pleinement réussi chaque fois qu'il l'a employé, et qui réussira de même entre les mains des médecins et chirurgiens qui le pratiqueront.

Pour de nombreuses raisons, cette opération est préférable aux autres moyens de fixation du rein : 1° parce que l'on ne passe pas de fils, ni dans le rein qu'ils coupent souvent et qu'ils ne maintiennent point par conséquent, ni dans la capsule qui lâche également fréquemment, méthodes qui, dans les deux cas, traumatisent le rein.

Nous allons décrire maintenant l'opération de Fischer.

Néphropexie sans sutures par enclavement cicatriciel du rein ([1]). — Les précautions antiseptiques prises comme d'ordinaire, le malade est endormi dans le décubitus latéral, couché sur le côté sain. On fait une incision lombaire comme dans les autres procédés, c'est-à-dire partant de la onzième côte, le long du sillon latéral des lombes, jusqu'à la crête iliaque que l'on suit par une incision courbe sur une longueur de 5 à 6 centimètres. Avoir bien

---

([1]) Voir pour plus de détails la brochure du D' H. Fischer parue chez Jouve et Boyer intitulée : *Néphropexie sans sutures par enclavement cicatriciel du rein.* (Opération nouvelle), in-8, 1899.

soin de compter exactement les côtes, se rappeler que la douzième est souvent rudimentaire, car si l'on n'y prenait garde on pourrait quelquefois ouvrir la plèvre.

La ligne d'incision amorcée et indiquée au bistouri, on incise la peau, le tissu cellulaire sous-cutané ainsi que son *fascia superficialis*, puis ensuite l'aponévrose commune des muscles vertébraux ; on découvre le sacro-lombaire que l'on rejette en dedans après l'avoir séparé des muscles avoisinants, on incise ensuite avec précaution le feuillet postérieur de l'aponévrose du transverse et le muscle lui-même ; avec beaucoup d'attention on ouvre à la sonde cannelée le carré des lombes qui est lui-même précédé d'une lame aponévrotique, on découvre alors l'atmosphère graisseuse du rein.

L'hémostase doit être faite avec soin au fur et à mesure des divers temps de l'opération, elle doit être complète avant l'ouverture de la capsule adipeuse pour éviter de répandre du sang dans la cavité rétro-péritonéale. On incise l'atmosphère graisseuse à petits coups et avec beaucoup d'attention en s'aidant surtout de sonde ; le rein ne tarde pas à apparaître... Lorsque l'on a découvert le carré des lombes, on fait appuyer fortement le poing d'un aide exercé contre la paroi abdominale, afin de refouler le rein dans la région lombaire. Il est bien entendu qu'avant de commencer l'opération, on s'était rendu compte à nouveau de la position du rein et que l'on avait répété la manœuvre précédente avec l'aide.

Alors on fait, de chaque côté de la partie supérieure de l'incision et dans toute son épaisseur, deux larges boutonnières, une de chaque côté, que l'on répète symétriquement à la partie inférieure de l'incision en faisant attention de ne pas répandre de sang dans la cavité abdominale et en la garnissant d'éponges pour la protéger ; on fait l'hémostase et on introduit dans la boutonnière supérieure droite, en allant de la peau vers la profondeur, une longue plaque d'os décalcifié préalablement façonnée en forme de V largement ouvert, ou d'U, on la fait ressortir par l'orifice profond de la boutonnière de droite, on la fait ensuite pénétrer par l'orifice profond de la boutonnière supérieure gauche puis ressortir par son orifice cutané. On fait de même pour une deuxième plaque que l'on introduit dans les boutonnières inférieures.

Ces bandes d'os décalcifié forment deux ponts, sur lesquels on couche le rein dont on avive alors les surfaces latérales et convexes par de petites incisions peu profondes, parallèles, partant d'une extrémité du rein à l'autre, sur la même face naturellement; on en fait quelques-unes sur chacune des faces; la petite hémorrhagie que ces incisions occasionnent est aisément arrêtée par une légère compression avec des éponges antiseptiques; les chefs des ponts qui sont à l'extérieur sont maintenus pendant ce temps-là par des pinces; lorsque le sang cesse de couler, on pose le rein sur les ponts. Le hile est tout à fait libre, les vaisseaux et l'uretère ne sont pas comprimés comme il est facile de s'en convaincre, et ne peuvent pas l'être, car ce sont les deux seules extrémités du rein qui reposent sur les bandes d'os décalcifiés.

Les plaques doivent avoir une longueur suffisante pour maintenir et contenir le rein sans le brider ni le faire sortir de la plaie, leur rôle consiste essentiellement et exclusivement en une action de soutien; elles doivent empêcher le rein de tomber dans la cavité abdominale, en lui barrant le chemin, mais sans exercer de compression. On coud ensuite les chefs externes des ponts aux parois, en comprenant dans les sutures la peau, le tissu cellulaire sous-cutané, le fascia superficialis et les aponévroses (¹).

Si on avait été obligé, de par le volume du rein ou par suite de la difficulté que l'on aurait éprouvée à l'amener à la paroi lombaire ou pour telle autre raison que ce soit, d'agrandir l'incision par en bas, le long de la crête iliaque, il faudrait, après avoir mis le rein sur ces ponts, suturer les lèvres de cette incision supplémentaire. Si, d'autre part, dans l'incision normale, le rein était plus petit que normalement, on pourrait, par quelques points de suture, fermer légèrement les deux extrémités de l'incision. Le pont d'os décalcifié doit avoir deux travers de doigt environ de largeur.

On ne suture pas la plaie, on la laisse telle quelle, après en avoir fait toutefois la toilette. On place un drain dans la partie la plus déclive et on le retire au bout de deux à trois jours. On fait à la gaze iodoformée et à l'ouate hydrophile le pansement que l'on maintient très serré. La plaie se cicatrise par deuxième intention.

Sauf indications spéciales on ne défait le pansement que le dixième jour, puis on le renouvelle comme précédemment. En règle générale il faut faire le moins de pansements possible.

Il se forme un tissu cicatriciel par granulations et bourgeonnement, les ponts agissent, en plus de leur rôle de soutien, comme corps étrangers, ils deviennent des centres d'irritation et deviennent des *incitationes ad proliferationem*.

Dans un temps qui peut varier de six semaines à deux mois 1/2, en moyenne, le tissu cicatriciel qui enserre et maintient le rein dans sa nouvelle position est entièrement

---

(¹) Pour la préparation des plaques, voir l'article précédent splénopexie sans sutures.

formé. Les ponts d'os décalcifiés finissent à la longue par se résorber, ainsi que nous l'avons constaté chez les animaux.

Le patient doit rester dans le décubitus dorsal de 2 mois à 2 mois 1/2 c'est-à-dire jusqu'après cicatrisation complète de la plaie. Après ce temps-là on le fait marcher avec une ceinture, bien que la guérison soit définitive et qu'à la rigueur on pût s'en passer, mais il est plus prudent de ne pas forcer une cicatrice jeune encore.

Nous avons adopté d'une façon générale, comme critérium de la guérison, la fermeture de la plaie opératoire, car, en effet, le rein est alors solidement et irrévocablement fixé.

Pendant les deux à quatre premiers jours qui suivent l'intervention, les malades présentent une notable diminution dans la quantité d'urine excrétée, probablement par action réflexe, puisque l'opération ne porte pas sur le rein lui-même.

Pendant un temps variable, les malades éprouvent des douleurs d'intensité et de durée différentes, que nous croyons occasionnées par l'emprisonnement du rein par la lymphe plastique qui va amener la soudure de l'organe et aussi par des tiraillements exercés par le rein sur les bords de la plaie, par l'intermédiaire des ponts d'os décalcifiés, et, peut-être même, aussi, par l'irritation produite par le frottement de ces corps étrangers sur le rein, organe sensible.

Quelle que soit l'intensité de ces douleurs, elles disparaissent entièrement dans la suite.

Avant de pratiquer la néphropexie sans sutures, il sera bon, comme d'ailleurs avant toute opération, de faire faire une analyse sérieuse et complète des urines, de rechercher si le taux de l'urée n'est pas anormalement baissé, de faire examiner également les urines au point de vue de la toxicité urinaire, ou mieux encore de le faire soi-même à ce point de vue, car une urine peut être normale quant à l'urée, l'albumine et le sucre, mais présenter une grande diminution de la toxicité, ce qui contre-indiquerait l'opération, car cette baisse de la toxicité, jointe à l'oligurie post-opératoire constante, pourrait devenir le point de départ de troubles urémiques graves, quelquefois mortels.

FORMULAIRE

Voir dans la partie obstétricale les formules des solutions antiseptiques (¹). Nous conseillons particulièrement le formol au 1/1000.

Gargarisme pour les opérées

Formol à 40 0/0	5 grammes
Essence de Badiane	1 »
Essence de menthe	2 »
Alcool à 90°	200 »

Mettre une 1/2 cuillerée à café dans un grand verre d'eau *bouillie* tiède.

Poudre dentifrice devant servir
avant et après les grandes opérations abdominales

Bleu de méthylène	10 centigrammes
Carbonate de lithine	3 grammes
Savon médicinal pulvérisé.	20 »
Carbonate de chaux	} àà 25 grammes
Carbonate de magnésie.	
Essence de Badiane	xxx gouttes
Essence de menthe	xxx gouttes

f. s. a. une poudre homogène. Passez au tamis.

(¹) Et également dans notre *Vade Mecum*, de Thérapeutique Chirurgical, pages 20, 21 et 22.

Sérum artificiel

10 pour 1000 si stérilisation à l'autoclave.
7 pour 1000 si stérilisation par ébullition simple. (A
cause de l'évaporation.)

Glycérine formolée pour cautérisation intra-utérine

Formol à 40 % . . . .   0 gr. 20 centigrammes
Glycérine neutre . . . .   200 grammes

Préparation des laminaires

1° Séjour pendant 10 jours dans :

Formol à 40 %. . . . .   3 grammes
Alcool à 90°   200   »

2° Conservation indéfinie dans :

Alcool à 90° . . . .   q. s.

Injection au nitrate d'argent pour la cystite

Nitrate d'argent . . . .   1 gramme
Eau bouillie . . . .   1.000 grammes

Eau chloralée

Chloral hydraté . . . .   6 grammes
Eau bouillie. . . . .   1.000 grammes

Constipation

Extrait thébaïque	0 gr. 05 cent.
Poudre de réglisse	0 gr. 50 cent.

Pour 1 pilule n° X.
Prendre 1 pilule ou 2 par jour.

Purgation

Acide citrique	30 grammes
Carbonate de magnésie	20 »
Sirop de sucre	100 »
Eau distillée	300 »
Alcoolature de citron	1 »

Prendre en 2 fois à une 1/2 heure d'intervalle.

Préparations stimulantes

a)

Caféine	0 gr. 10 cent.
Extrait de kola	0 gr. 15 cent.

Pour 1 pilule n° 10.
Prendre 4 à 6 pilules par jour.

b)

Caféine	ãã 1 gr. 50 cent.
Benzoate de soude	
Sirop d'écorce d'oranges amères . . .	35 »
Rhum	40 grammes
Eau de cannelle	100 »

Par cuillère à bouche.

c)

Teinture de quassia	III gouttes
Teinture de cannelle	1 gramme
Sirop de sucre	5 grammes
Rhum	40 grammes

Glace pilée q. s. pour, après agitation, faire 2 verres à
bordeaux.

Injections vaginales

N° 1. Coaltar saponiné. . . . . . 500 grammes
    Crésol. . . . . 20 »

Deux cuillerées à soupe de cette solution par 4 litres d'eau bouillie chaude.

N° 2. Hydrate de chloral . . . . 25 grammes
    Aq. Distillata . . . . . . 500 »

Deux cuillerées à soupe par 4 litres d'eau bouillie chaude.

N° 3. Lysol . . . . 20 grammes
    Aq. Distillata . . . . . . 500 »

Même posologie.

N° 4. Acide salicylique . . . . . 25 grammes
    Alcool éthylique . . . . . Q. S. pour dissoudre
    Aqua Coloniensis . . . . Q. S. pour faire 500gr

Même posologie.

N° 5. Permanganate de potasse . 25 grammes
    Aq. Distillata. . . . . . 500 »

Même posologie.

N° 6. Bichlorure d'hydrargyre. . 1 gramme
    Acide tartrique . . . . . 2 »
    Bleu de methylène pour un
    paquet . . . . 10 centigrammes

En faire X semblables (pour une injection de 4 litres).

N° 7. Oxycyanure d'hydrargyre . 50 centigrammes
    Bleu de Méthylène . . . 10 centigrammes
    (pour un paquet)

En faire X semblables (pour une injection de 4 litres).

TABLE DES MATIÈRES

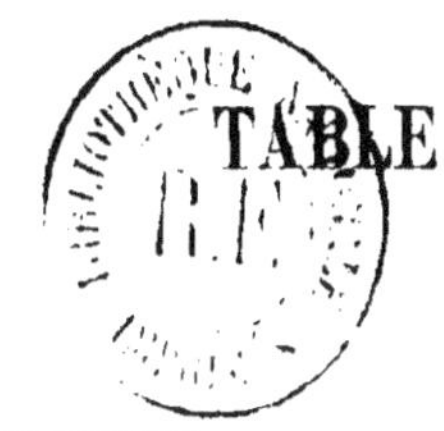

Introduction

OBSTÉTRIQUE

OBSTÉTRIQUE 7

I

Les instruments 9

II

Matériel à préparer dans tout accouchement 17

III

Médecine opératoire 21

A. — *Accouchement prématuré artificiel.* 21

B. — *Version par manœuvres externes* 24
1er Cas. — La tête est dans une fosse iliaque, le
siège dans l'autre 25
2e Cas. — Le siège est en bas et la tête au voisinage du pôle supérieur de l'utérus 25

C. — *Version par manœuvres internes* 26
1º Introduction de la main 27
2º Saisie du ou des pieds. 29
3º Evolution du fœtus. 30
4º Extraction 30

D. — *Forceps* 30
Préparatifs 31
Préceptes généraux 31

a) Recherche de l'oreille postérieure 32
b) Placement de la première cuiller 33
c) Placement de la seconde cuiller et articulation. 33
d) Extraction 34

Préceptes particuliers 35

α) Détroit inférieur 35
β) Forceps dans l'excavation 36
γ) Forceps au détroit supérieur 38

E. — *Injection intra-utérine* 39
F. — *Curettage* 41
G. — *Basiotripsie* 43
H. — *Embryotomie cervicale* 46
I. — *Symphyséotomie (opération de Sigault)* . . . 48
J. — *Opération césarienne* 52
K. — *Délivrance artificielle* 57
L. — *Saignée* 58

IV

Indications diverses 61

A. — *Indications de cause maternelle* 62
1. Placenta prævia 62
2. Môle hydatiforme 64
3. Hydramnios 65
4. Avortement 66
5. Grossesse extra-utérine 68
Kyste fœtal 69
Hématocèle 69
Inondation péritonéale 70
6. Bassins viciés 71
Bassin rachitique 71
Bassin coxalgique 73

7. Cancer du col 74
8. Fibrome 75
9. Kystes de l'ovaire 76
10. Tumeurs du vagin 77
11. Eclampsie 77
12. Ruptures de l'utérus 80
13. Inversion utérine 81
14. Hémorrhagies de la délivrance 83

   Hémorrhagie immédiate 83
   Hémorrhagies secondaires 84

15. Déchirures du périnée 85
16. Infection puerpérale 87
17. Phlegmatia alba dolens 90
18. Abcès du sein 91

B. — *Indications de cause fœtale* 93
1. Présentation du sommet 93
   a) Pendant la grossesse 93
   b) Pendant le travail 94

2. Présentation de la face 97
3. Présentation du siège 100
   a) Siège complet 100
   Complications 102
   b) Siège décomplété mode des fesses 102
   Complications 103

4. Présentation de l'épaule 104
5. Grossesse gémellaire 105
6. Procidence du cordon 106
   a) Les membranes sont intactes 107
   b) Les membranes sont rompues 107

7. Mort apparente du nouveau-né 108
8. Mort du fœtus pendant la grossesse 109
9. Hydrocéphalie 110
10. Ascite fœtale 111
Formulaire 113

GYNÉCOLOGIE

GYNÉCOLOGIE 119
  Examen gynécologique 119
    Palper abdominal 120
    Toucher vaginal 121
    Toucher rectal 123
    Toucher vésical 123
    Examen au spéculum 124
    Examen dans la position déclive 124
    Hystérométrie 125
    Toucher intra-utérin 125

  Anesthésie 127
  Généralités sur la technique d'une laparotomie . . 132
  Les instruments 137
  Le matériel 139
  L'aide 145
  Soins pré-opératoires 146
  Soins post-opératoires 148
  Malformation des organes génitaux 150
  Incontinence d'urine essentielle de la femme (Opé-
    ration du Dr H. Fischer) 151
  Vaginisme 153
    Traitement 154

  Atrésie du col 156
  Sténose du col 158
    Stomatoplastie de Pozzi ou évidement commissural
    du col 160

  Hypertrophie de la portion sus-vaginale du col . . 164
  Hypertrophie de la portion vaginale du col 166
    Technique 166

  Métrite cervicale chronique 168
    Technique 168

Déviations utérines   170

  Opération d'Alquié-Alexander   173
  Hystéropexie médiate par la voie abdominale . . .   174

Déchirures du périnée   176

  Déchirures incomplètes   176
      Soins consécutifs   180
      Accidents opératoires.   180
  Déchirures complètes   181

Fibromes utérins sous-muqueux pédiculés   183

  a) Section du pédicule   183
  b) Hystérotomie antérieure   184

Prolapsus de l'utérus et du vagin   186

  Hystérectomie vaginale   187
  Elytrorrhaphie antérieure   188

Gonoccoccie génitale   190

  a) Pendant la période aiguë   190
      Bartholinite   192
  b) Pendant la période chronique   193

Infection post-puerpérale   196

  a) Forme suraiguë   196
  b) Forme aiguë   196
  c) Forme chronique   196
  d) Forme hémorrhagique   197

Métrites   198

  A. — Métrite blennorrhagique   199

    Période aiguë   200
    Période chronique   202
    Curettage   032

  B. — Métrite post-puerpérale   205

    Métrites hémorrhagiques   206

Salpingites   207
  x) Salpingite sans tumeur.   207

β) Salpingite avec tumeur 209
   Colpotomie 212
   Salpingectomie. 213
   Hémisection utérine de J.-L. Faure 217
γ) Péri-métro-salpingites 218
Fistules vaginales. 219
Fistules vésico-vaginales et uréthro-vaginales. . . 219
   Technique opératoire 221
   Soins post-opératoires 224
Fistules recto-vaginales. 225
  a) La fistule est haut située 226
  b) La fistule est située bas. 227
   Soins post-opératoires 228

Fistules urétéro-vaginales 228
Hématocèle rétro-utérine 231
Fibromes 234
  Electrolyse. 237
  Curettage 238
  Castration double 238
  Ligatures vasculaires atrophiantes 239
  Myomectomie. 240
   α) Voie vaginale 242
   β) Voie abdominale 243
  Hystérectomie vaginale. 244
  Hystérectomie abdominale. 248
  α) Hystérectomie abdominale 248
   1. Procédé de Doyen 249
   2. Procédé de Ricard. 251
   3. Procédé de Segond. 252
  β) Hystérectomie abdominale supra-vaginale ou sub-
   totale. 254

Cancer du corps de l'utérus 257
Cancer du col. 259
  a) Curettage palliatif 264
  b) Hystérectomie vaginale. 266

c) Hystérectomie abdominale 269

Valeur comparée de la voie vaginale et de la voie abdominale 274

Ovariotomie. 277

Ovariotomie dans les kystes inclus dans le ligament large et rétro-péritonéaux 280

Tumeurs de l'ovaire. 281

Tumeurs bénignes du sein. 282

Mammites chroniques 284

Tuberculose mammaire 286

Syphilis mammaire 287

Cancer du sein. 288

Splénopexie sans sutures par enclavement cicatriciel extra-péritonéal de la rate (Opération du Dr H. Fischer) 292

    Étiologie 293

    Symptômes 293

    Diagnostic 294

    Pronostic 294

    Traitement 295

    Opération 296

Néphropexie 302

   Néphropexie sans sutures par enclavement cicatriciel du rein 304

Formulaire 311

Imp. de la Faculté de Médecine L. BOYER, 15, rue Racine, Paris